The Korean Society of Heart Failure

우심도자술 진료지침서

Right Heart Catheterization Practice Manual

대한심부전학회 우심도자술
진료지침 편찬위원회 지음

도서출판 대한의학

발간사

최근 들어 심부전 환자의 진단과 치료 전략을 수립하는 데 있어 우심도자술의 중요성이 점점 더 부각되고 있습니다. 특히 고위험 환자나 혈역학적 상태가 불확실한 환자뿐만 아니라, 좌심실 박출률이 보존된 심부전(HFpEF) 환자에서도 환자의 정확한 상태를 평가하고 진단을 명확히 하기 위해 반드시 필요한 검사입니다. 그럼에도 불구하고, 우심도자술의 시술 기법, 판독 방법, 임상 적용에 대한 표준화된 지침은 여전히 부족한 상황입니다. 이에 따라 이번에 출간되는 우심도자술 매뉴얼은 이러한 임상 현장의 요구에 부응하고자, 현장에서 직접 활용 가능한 실용적 지침서로 기획되었습니다.

이번 매뉴얼은 전임 회장이신 강석민 교수와 황석재 교수께서 기획의 뜻을 모아 시작하셨고, 이를 양정훈 교수님을 비롯한 여러 위원들께서 바쁜 진료와 연구 일정 중에도 흔쾌히 집필과 편집에 참여해 주심으로써 구체화할 수 있었습니다. 특히 김인철, 배대환, 홍다위, 김아람 교수께서 편집위원으로서 중추적인 역할을 해주셨고, 김지훈 교수께서는 직접 디자인을 맡아주시는 등 많은 선생님들의 노력과 재능 기부로 완성도 높은 결과물을 만들어 낼 수 있었습니다. 이 매뉴얼은 단순히 기술적 내용을 나열하는 데 그치지 않고, 시술의 적응증부터 결과 해석, 실제 환자 사례에의 적용까지 폭넓게 포괄하고 있어, 심부전 진료 현장에서 실질적인 도움이 될 수 있도록 구성하였습니다. 이 자리를 빌려, 집필과 제작에 힘써주신 모든 선생님들께 대한심부전학회를 대표하여 진심으로 감사의 말씀을 드립니다. 아울러, 본 매뉴얼이 심부전 진료의 질을 향상시키고, 진료의 표준화를 위한 중요한 기반 자료로 널리 활용되기를 기대합니다. 감사합니다.

2025년 9월

대한심부전학회 이사장

유 병 수 드림

서문

우심도자술은 침습적인 검사라는 본질적인 특성과 대규모 무작위배정연구에서 임상 효과를 입증하는 데 실패한 이유로, 한동안 임상 현장에서 활발히 활용되지 않았습니다. 그러나 심장이식과 심실보조장치 등 심장대체치료가 활발히 이루어지고, 운동부하를 겸한 우심도자술을 통해 조기 좌심실 수축기능 보존 심부전의 진단이 가능해지면서, 그 임상적 중요성이 다시 강조되고 있습니다.

하지만 국내에서 우심도자술은 기관별 · 시술자별 경험에 기반해 시행되고 있어, 이에 대한 표준화된 지침의 필요성이 대두되었습니다. 저는 2012년부터 근무하는 기관에서 성인 우심도자술을 전담하며 자체 프로토콜을 마련해 10여 년간의 경험과 노하우를 축적해 왔습니다. 그러던 중, 실제 임상에서 우심도자술을 시행하는 여러 병원의 스텝들과 함께 심도 깊게 논의하며 본 매뉴얼을 출간할 기회를 얻게 되었습니다.

특히 심장성쇼크 분야에서 최근 발표된 관찰연구들은 정확한 우심도자술 검사가 환자 예후를 향상시킬 수 있음을 보여주었고, 이를 바탕으로 전 세계적으로 그 임상 효과를 재평가하는 대규모 무작위배정연구가 진행되고 있습니다. 이는 심장대체치료와 기계순환보조장치 시대에서 우심도자술의 역할을 재조명하는 계기가 되고 있습니다.

본 매뉴얼 작업은 저에게 큰 책임과 부담이었지만, 훌륭한 원고를 집필해 주신 많은 저자와 편집위원들, 그리고 저와 함께 본 프로젝트를 이끌어 주신 김인철 교수님의 탁월한 리더십 덕분에 성공적으로 마무리할 수 있었습니다. 심장성쇼크, 심부전 평가 및 치료 계획을 위한 우심도자술의 필요성에 공감하며 아낌없는 지원을 보내주신 국립보건연구원 김원호 부장님과 김현정 과장님, 그리고 우심도자술 프로젝트에 전폭적인 지지를 해주신 강석민 교수님, 유병수 교수님께도 깊이 감사드립니다.

마지막으로, 본 매뉴얼이 국내 우심도자술 표준화의 초석이 되어 병원 간 · 지역 간 의료 표준화의 시작이 되기를 바라며, 향후 더 완성도 높은 개정판으로 발전시켜 나가는 첫걸음이 되기를 희망합니다. 감사합니다.

2025년 9월

대한심부전학회 우심도자술 진료지침 편찬위원장

양 정 훈 드림

집필진

편집위원장

양정훈 성균관대학교 의과대학 삼성서울병원 순환기내과

편집위원

김인철 계명대학교 의과대학 계명대학교 동산병원 심장내과

배대환 부천세종병원 심장내과

홍다위 성균관대학교 의과대학 삼성서울병원 순환기내과

김아람 울산대학교 의과대학 서울아산병원 심장내과

김지훈 한림대학교 의과대학 한림대학교강남성심병원 심장혈관흉부외과

집필진 (가다나순)

김다래 성균관대학교 의과대학 삼성서울병원 순환기내과

김미나 고려대학교 의과대학 고려대학교안암병원 순환기내과

김미주 충남대학교 의과대학 충남대학교병원 심장내과

김아람 울산대학교 의과대학 서울아산병원 심장내과

김인철 계명대학교 의과대학 계명대학교 동산병원 심장내과

김정윤 부천세종병원 소아청소년과

김지훈 성균관대학교 의과대학 삼성서울병원 순환기내과

배대환 부천세종병원 심장내과

심지영 연세대학교 의과대학 세브란스병원 심장내과

양정훈 성균관대학교 의과대학 삼성서울병원 순환기내과

이수용 부산대학교 의과대학 양산부산대학교병원 순환기내과

이승헌 전남대학교 의과대학 전남대학교병원 순환기내과

이희정 계명대학교 의과대학 계명대학교 동산병원 심장내과

장영우 가천대학교 의과대학 가천대 길병원 심장내과

정미향 가톨릭대학교 의과대학 서울성모병원 순환기내과

조연정 서울대학교 의과대학 서울대학교병원 마취통증의학과

최기홍 성균관대학교 의과대학 삼성서울병원 순환기내과

홍다위 성균관대학교 의과대학 삼성서울병원 순환기내과

황경국 충북대학교 의과대학 충북대학교병원 심장내과

황석재 검단탑병원 심장내과

목차

Part I

Basics of Right Heart Catheterization

우심도자술의 시행 및 해석

Chapter 01

우심도자술의 시행 및 해석

이승헌 전남대학교 의과대학 전남대학교병원 순환기내과
최기홍, 양정훈 성균관대학교 의과대학 삼성서울병원 순환기내과

1 개요

- 우심도관[pulmonary artery catheter (PAC), Swan-Ganz catheter 또는 right heart catheter]은 심장판막질환, 울혈성 심부전, 심근질환, 심낭압전, 심장성쇼크, 폐부종, 폐고혈압, 구조적 심장질환 등 다양한 임상상황에서 유용하게 사용될 수 있는 것으로 알려져 있다.
- 실제 임상현장에서 우심도자술은 주로 다음의 3가지 서로 다른 환경에서 사용될 수 있다(심도자실, 중환자실, 수술실). 기존의 ESCAPE 및 PAC-Man 연구를 포함한 대규모 무작위 비교대조 연구에서는 중환자실과 수술실 환경에서 우심도관의 효용성을 증명하지 못하였고, 그 결과 임상현장에서 우심도관의 사용이 급격하게 줄어들게 되었다.
- 아직까지 catheterization laboratory (cath lab)에서의 우심도관 사용에 초점을 둔 임상연구는 전무하고, 최근 심장 이식, 좌심실보조장치 등 말기 심부전 환자 치료법의 발전 및 심장성쇼크 환자에서 사용하는 기계순환보조장치의 발전과 더불어 cath lab 등에서 우심도자술(right heart catheterization, RHC)의 중요성이 다시 강조되고 있다.
- 우심도자술은 우심방, 우심실, 폐동맥 압력과 좌심방압을 간접적으로 평가할 수 있는 폐모세혈관쐐기압력(pulmonary capillary wedge pres-

sure, PCWP)을 측정하여 심박출량을 비롯한 전신 순환 혈관 및 폐 순환 혈관의 저항(resistance)을 계산할 수 있게 해준다. 우심도자술을 통하여 얻는 정보들은 심장판막질환, 심장 단락(shunt), 심부전, 폐고혈압, 쇼크 등의 병인에 대한 이해를 제공하고 환자 개개인에 대한 맞춤 치료전략을 설정할 수 있게 한다.

- 이에 본 매뉴얼에서는 침습적 평가를 통해 다양한 혈역학적 지표를 획득할 수 있는 우심도자술의 시행 및 해석에 대해 알아보고자 한다. 본 챕터에서는 전반적인 우심도자술 시행에 대한 내용을 다루며, 개별질환에서 우심도자술 시행 시 확인해야 할 항목들은 이후의 각 챕터를 참고하기 바란다.

2 우심도자술의 적응증, 금기증 및 합병증

표 1 우심도자술의 적응증과 상대적 금기증

Indications
• Shock (cardiogenic, septic, hypovolemic) • Heart failure (dilated or ischemic cardiomyopathy) • Heart failure with preserved ejection fraction • Heart transplantation (pre or post) • Left ventricular assist device dysfunction • Primary and secondary pulmonary hypertension • Other cardiomyopathies (hypertrophic or restrictive) • Pericardial disease (pericarditis, constriction, or tamponade) • Congenital heart disease (shunt study of ASD, PDA, VSD) • Valvular heart disease (aortic, mitral, or pulmonary stenosis) • Assessing volume status in renal or hepatic failure
Contraindications (Relative)
• Prosthetic tricuspid or pulmonic valve • Coagulopathy • Severe thrombocytopenia • Endocardial pacemaker • Ventricular arrhythmias • Left bundle-branch block

ASD, atrial septal defect; PAH, pulmonary arterial hypertension; PDA, patent ductus arteriosus; PH, pulmonary hypertension; with PH, isolated PAH, CTEPH (chronic thromboembolism) with pulmonary hypertension); VSD, ventricular septal defect; without PH, CTED (chronic thromboembolic disease), acute pulmonary embolism.

표 2 우심도자술과 연관된 합병증

합병증	위험도(%)
전체 환자: 59,792명 중	
사망	**0.11**
심근경색	0.05
뇌졸중	0.07
부정맥	0.38
혈관 관련 합병증	0.43
조영제 이상 반응	0.37
혈역학적 합병증	0.26
심장 천공	0.03
기타 합병증	0.28
주요 합병증	**1.70**

JACC 1999;33:1760

3 우심도자술의 기본

1) 준비 과정

정확한 진단과 치료를 위해서는 우심도자술을 통하여 얻은 혈역학적 데이터가 정확해야 한다. 따라서, 시작에 앞서 카테터 등을 적절하게 flushing하여 공기 방울을 제거하고 장비들을 교정(calibration)하는 등 준비작업에 세심한 주의가 필요하다.

- 우심도관은 우심방 높이에서 영점조절(zeroing)해야 한다.
- 압력관(pressure tube)의 길이를 최소화하고, 콕크(stopcocks)의 개수 및 연결부위의 개수를 최소화한다.
- 내경이 좁으면 압력 감쇠(pressure damping)가 더 자주 일어날 수 있기 때문에 내경이 좁은 압력관 사용은 피한다.
- 압력관 내의 공기 방울을 제거하기 위해서 충분한 flushing을 시행한다.
- 압력곡선을 기록할 때는 적절한 범위(scale)를 사용한다.

- 압력곡선의 해석은 심전도와 함께 이루어져야 하므로 전극을 잡음(noise)이 없게 잘 부착한다.
- 호흡의 영향을 최소화하도록 한다.

2) 영점조절(zeroing)

- 우심도자술을 통하여 얻는 압력곡선은 변환기(transducer)의 위치에 따른 중력과 정수압의 영향이 있기 때문에 반드시 적절한 위치에 transducer를 위치시키고 zeroing하는 과정이 필요하다.
- 원칙은 우심방 높이에서 zeroing을 하여야 하는데, 이를 위하여 흉골의 좌측 경계(left sternal border)와 4번째 늑간(4th intercostal space)이 만나는 선을 기준으로 가상의 첫 번째 선을 긋고, 중앙 액와선(midaxillary line) 높이로 가상의 두 번째 선을 그어, 두 선이 서로 만나는 지점(phlebostatic axis)을 우심방의 위치로 가정하여 transducer의 높이를 조정한다(첫 번째 선의 약 5 cm 아래)(그림 1).

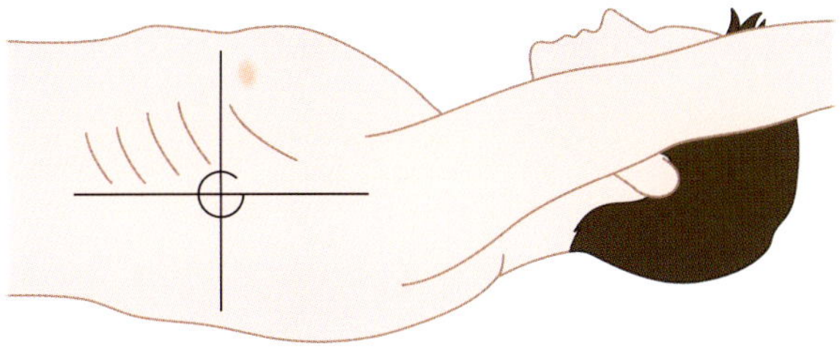

그림 1 Phlebostatic axis

- 일반적으로 transducer의 높이 1 cm당 실제 압력이 0.75 mmHg 차이가 나는 것으로 알려져 있다. 따라서, 만약 transducer가 너무 높으면 실제 압력보다 낮게 측정되며, 너무 낮으면 실제 압력보다 높게 측정된다.

- 생리식염수로 flushing하여 pressure tube의 공기방울을 제거한 후 zeroing stopcock를 환자의 midaxillary line에 맞춰 zeroing 후 stopcock 밸브는 검사 시작 전에 오픈한다.
- Transducer membrane 높이를 phlebostatic axis에 맞추고 monitor system에서 automated electronic calibration을 하여 zeroing 한다(그림 2).

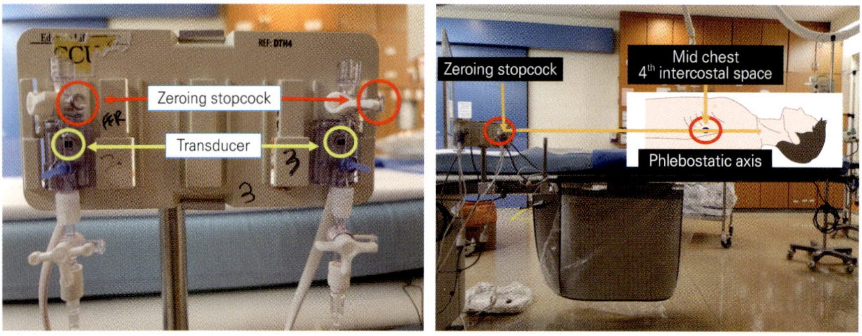

그림 2 Zero Reference Level

- 압력곡선의 모양이 감쇠(damping)된다면 카테터가 꼬이거나, 카테터나 transducer와 연결된 압력관 내에 피, 조영제, 또는 공기가 있을 가능성이 가장 높다. 그 밖의 원인으로 카테터 끝이 심장내벽에 닿거나, 압력관이 너무 길거나, 연결 부위가 느슨할 때, 마지막으로 transducer의 기능 이상이 있는 경우 등을 염두에 두어야 한다(그림 3).

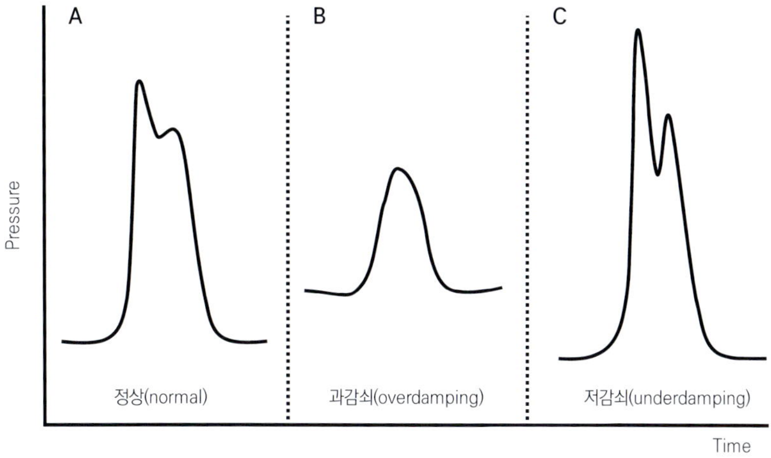

그림 3 정상 및 비정상 압력곡선 패턴

(A) 정상 압력곡선, (B) 과감쇠(overdamping). 카테터 내부 혹은 압력 측정 연결관 내에 공기나 조영제가 차 있거나 꼬임이 있을 때 압력곡선 파형은 전체적으로 뾰족함이 사라지고 둔하게 변한다. (C) 저감쇠(underdamping). 과도한 카테터의 움직임이나 카테터내 공기 방울이 움직일 때 생기는 거짓 파형으로 수축기 파형이 과도하게 뾰족하게 변하고 이완기 파형이 상대적으로 낮게 보인다.

3) 우심도관 소개

- 우심도자술에서 가장 흔하게 사용되는 카테터는 풍선을 활용하여 혈류의 흐름(flow-directed balloon floatation)에 따라 심장 내에 삽입할 수 있게 고안된 Swan-Ganz 카테터이다.
- Swan-Ganz 카테터는 1960년대 처음으로 개발되어 열 희석법을 통해 심박출량 측정이 가능한 도관으로, 심부전, 심장성쇼크, 폐고혈압, 구조적 심장질환, 선천성 심장질환, 심낭질환 등 다양한 질환에서 혈역학적 평가를 위해 사용된다(그림 4).

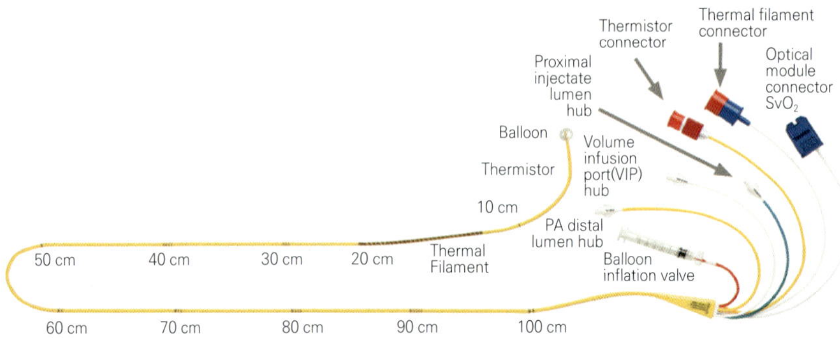

그림 4 Swan-Ganz 카테터의 구조

The schematic figure was adopted from the Edwards Lifesciences Corporation.
PA, pulmonary artery; SvO_2, mixed venous oxygen saturation.

- 국내에서는 100–110 cm 길이의 3개 또는 4개의 내강(lumen)(이 중 하나의 lumen은 풍선용)으로 구성된 Swan-Ganz 카테터를 사용할 수 있다. 근위부 포트(proximal port, 파란색)는 카테터 끝에서 30 cm 떨어져 있어 우심방 압력(right atrial pressure, RAP)을 측정하거나 심박출량 측정 시 생리식염수(saline)를 주사하는 데 사용하고 원위부 포트(distal port, 노란색)는 카테터 끝에 위치하고 있어 폐동맥 압력(pulmonary artery pressure, PAP) 및 PCWP를 측정하는 데 사용한다.
- Lumen이 3개인 Swan-Ganz 카테터는 7 Fr sheath에 삽입 가능하고, lumen이 4개인 Swan-Ganz 카테터는 8 Fr 이상의 sheath에 삽입 가능하다. Cath lab에서 일회성 측정을 시행할 경우, 혈관 관련 합병증을 줄이기 위하여 lumen이 3개인 Swan-Ganz 카테터를 사용하는 것을 추천한다.
- 그 밖에 Berman wedge pressure 카테터 등 single end-hole 구조에 wedging이 가능한 풍선으로 구성된 카테터도 사용해 볼 수 있다. 열희석법을 통한 심박출량 측정에 제한점이 있으나, Swan-Ganz 카테터 튜브의 재질보다 단단한 튜브 재질을 가지고 있어서 우심실 유출로(right ventricular outflow tract, RVOT)의 변형이 심한 환자에서 보다 유용하게 사용할 수 있다.

4) 혈관 접근(vascular access)

- 다양한 위치에서 접근이 가능하나 우심도자술에서 가장 흔하게 사용되는 곳은 우측 내경정맥(right internal jugular vein)과 대퇴정맥(femoral vein)이다.
- 혈관 관련 합병증을 최소화하기 위하여 초음파 유도하 천자를 강력히 권고하며, 미세천자 세트(micropuncture set)를 사용할 것을 추천한다(그림 5).

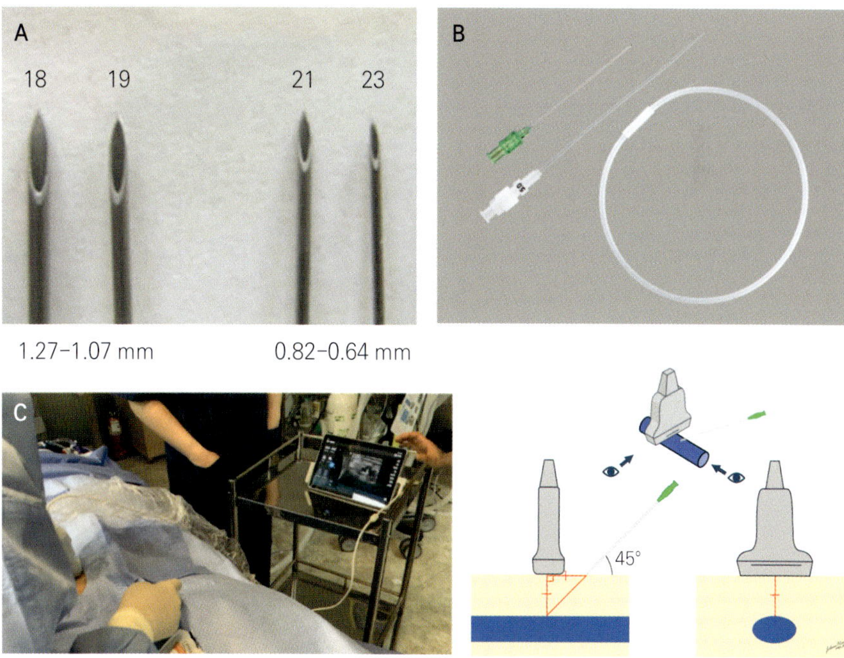

그림 5 초음파 유도하 혈관 천자

(A) 일반 needle과 micropuncture needle의 차이. (B) Micropuncture set. Needle, dilator, microwire로 구성된다. (C) 초음파 유도하 혈관 천자. 천자하고자 하는 혈관 위치까지의 depth를 초음파상 확인한 후, depth만큼 needle을 뒤에 위치시키고 45도 각도로 진입하면 원하는 위치에 puncture가 가능하다. 이때, 주의할 점은 초음파 probe의 두께를 고려해야 된다는 것이다(예를 들어, 초음파상 피부부터 혈관까지 depth가 2 cm이고 probe의 두께가 0.5 cm이라면, needle의 진입 위치는 probe로부터 1.5 cm 뒤가 됨).
(일러스트: 한림대학교강남성심병원 심장혈관흉부외과 김지훈)

- 환자가 아주 비만하지 않은 경우, 일반적으로 내경정맥의 접근에는 4 cm micropuncture needle을, 대퇴정맥의 접근에는 7 cm micropuncture needle을 사용하는 것이 용이하다.
- 우측 내경정맥을 이용하여 우심도자술만 시행하는 경우 일반적인 수술포(drape)를 사용하면 된다. 환자의 얼굴을 덮어 호흡곤란을 유발할 수 있으므로, 환자의 좌측 머리맡에 걸대(pole)를 놓고 drape를 상향 고정하면 검사 과정 중 불편을 최소화할 수 있다.
- 좌심도자술(left heart catheterization, LHC)을 함께 시행하는 경우에는 우측 요골동맥(radial artery)을 추가로 천자하는 것이 필요한데, 이런 경우에 drape는 요골동맥 쪽을 열어두고 추가로 구멍 포를 내경정맥 천자 부위에 사용하는 것이 편리하다.
- 선천성 심장질환 환자에서처럼 다양한 심혈관 구조물에서 연속적인 혈액 채취가 필요하거나, 심막질환 환자에서 좌심실/우심실 동시 기록 등 잦은 조작인 이루어져야 할 경우에는 대퇴정맥 및 동맥 접근이 용이할 수 있다.
- 우심도자술만 시행하는 경우에는 시술시간이 짧고 전신 혈전색전증(systemic thromboembolic event) 발생 위험이 낮아 시술 전 헤파린(heparin) 투여가 필요치 않다. 우좌 단락(right-to-left shunt)이 있거나, 좌심도자술 시행을 위해 동맥을 천자한 경우에는 heparin 투여가 필요하다(cath lab의 routine protocol을 따르되, 최소 40 U/Kg, 일반적으로 3,000 U 투여를 추천한다).

4 심도자술 시행의 실제

1) 심도자술 기술과 팁

- 내경정맥으로 접근하는 경우에는 일반적으로 전향 접근(antegrade approach)을 사용하게 된다. Swan-Ganz 카테터를 우심방(right atrium, RA)까지 넣은 후 풍선을 공기로 확장하면 유도철선(guidewire)의 도움 없이도 혈류의 흐름에 따라 자연스럽게 우심실(right ventricle, RV), 우측 폐동맥(right pulmonary artery, RPA)으로 위치하게 된다(그림 6).
- 풍선을 확장하는 시점은 삼첨판의 병적 상태에 따라서 다를 수 있다. 삼첨판 협착이나 역류가 있는 경우에는, RA에서 풍선 확장 후 RV로 진입하는데 어려움이 있을 수 있다. 이런 경우에는 RA에서 RV로 진입한 후에 풍선을 확장하는 것이, RVOT로 접근하기가 용이하다.

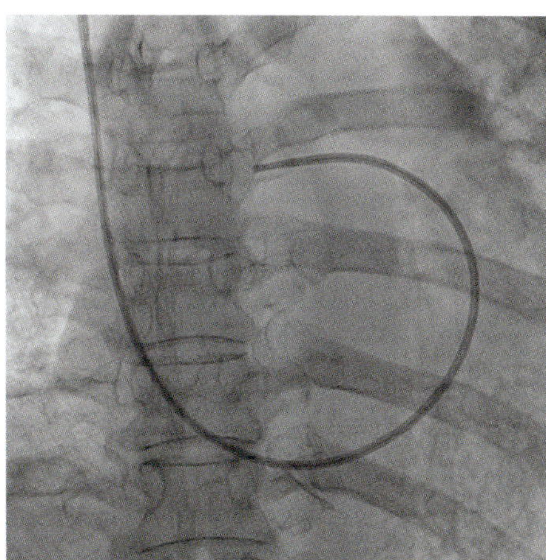

그림 6 내경정맥 접근 시 Swan-Ganz 카테터의 삽입 경로

- 대퇴정맥으로 접근하는 경우에는 후향 접근(retrograde approach)을 사용하게 되는데, 0.018" guidewire (Terumo)를 사용하여야 폐동맥(pulmonary artery, PA)으로 접근이 용이하다. 삼첨판을 지나고 나서 척추의 경계를 따라 일직선으로 guidewire가 올라가는 경로가 Swan-Ganz 카테터를 수월하게 진입시킬 수 있다. 그렇지 않을 경우, 삼첨판의 건삭(chordae)이나 RV의 기둥 근육(trabecular muscle)에 catheter가 걸려 올라가지 못하게 되고, 구조물의 손상이 발생할 수 있다(그림 7). 대퇴정맥으로 접근할 경우 해부학적 구조상 좌측 폐동맥(left pulmonary artery, LPA)으로 guidewire가 우선 올라가는 경우가 비교적 흔하다.

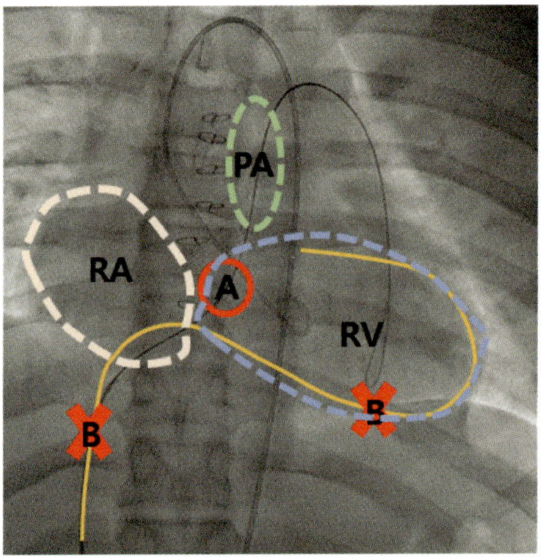

그림 7 대퇴정맥 접근 시 Swan-Ganz 카테터 삽입의 팁

(A) 삼첨판을 지나 척추의 경계를 따라 일직선으로 PA까지 guidewire가 삽입된 예시. (B) 노란 선처럼 guidewire가 올라갈 경우 chordae나 trabecular muscle에 catheter가 걸려 진입이 용이하지 않음.

• 대퇴정맥 접근 시 Swan-Ganz 카테터를 PA까지 진입시키기 어려울 때는(삼첨판 역류가 심하거나 RA 확장이 있는 경우), JR catheter에 150 cm 0.035" Terumo guidewire를 넣고 카테터를 PA까지 올린 후 guidewire를 300 cm 0.018" V18 guidewire로 교환한 후 이를 따라 Swan-Ganz 카테터를 삽입할 수 있다. V18 guidewire는 끝이 hydrophilic polyurethane으로 코팅이 되어 있어 너무 깊게 들어갈 경우 혈관 천공의 위험이 있어 주의가 필요하며, 알파벳 "J" 모양으로 guidewire 끝을 구부리는 것이 합병증 예방에 도움이 된다. RA가 확장된 경우에는 RA에서 고리 모양(loop)을 만들어서 진입하는 방법도 가능하다(그림 8).

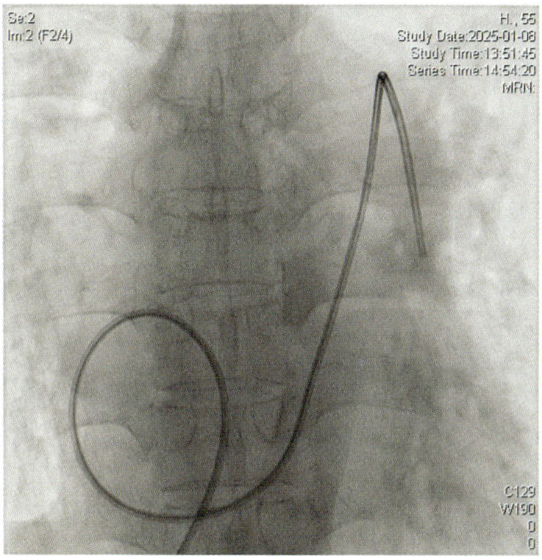

그림 8 RA에서 Loop를 만들어 진입하는 방법

• PA에 성공적으로 진입한 후 풍선을 확장(inflation)시키고 Swan-Ganz 카테터를 더 밀다 보면, 환자 호기 시 자연스럽게 쐐기(wedge) 상태에 도달하면서 압력곡선이 쐐기압 형태로 바뀌게 된다. 이때, 풍선에서 공기를 뺀 후(deflation) 1-2 cm 가량 catheter를 후퇴시켜 RA 또는 RV의 과잉(redundant)한 부분을 정돈하고, 다시 풍선을 확장시켜 쐐기 상태를 유도하여 PCWP를 기록한다.

- 이상적인 PCWP 측정의 위치는 폐의 Zone 3 (lower zone)이다(그림 9). 만약 쐐기압을 얻는데 풍선 공기의 양이<1.0 cc일 경우, 지나친 쐐기(overwedging)의 가능성이 있다. 이때는 카테터를 더 빼서 최대 또는 거의 최대(1.0–1.5 cc)로 공기를 주입했을 때 쐐기 상태가 이루어지는 지점을 찾아 다시 압력곡선을 측정한다. Overwedging의 경우 PCWP의 압력이 실제보다 높게 측정되거나, 압력 파형(waveform)의 특징이 소실되므로 주의가 필요하다.

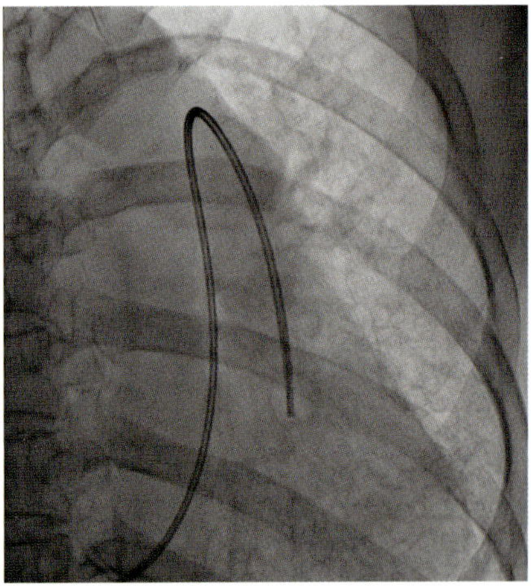

그림 9 **PCWP 측정**

- PCWP는 호기말(end-expiration) 측정값 3개의 평균값을 기록하는 것이 원칙이다(그림 10). 이것이 여러 차례 풍선에 공기를 주입하고 빼면서 측정하라는 의미는 아니다. End-expiratory mean PCWP(그림 10, 붉은색 점선, 10 mmHg)는 임상적으로 권장되는 측정 방법으로, 호기말 시점에서 평균값을 취한다. 이 방법은 호흡 변동의 영향을 최소화하여 보다 정확한 압력을 반영한다. Digitized mean PCWP(그림 10, 파란색 점선, 4 mmHg)는 기계적으로 전체 호흡 주기의 파형을 단순 평균한 값이며, 실제보다 과소평가될 수 있어, 진단 시 오류를 초래할 가능성이 있어 주의가 필요하다.

- Waveform이 애매하거나 예상되는 값과 차이가 클 경우에는, 풍선이 확장된 상태에서 혈액을 채취하여 산소포화도를 측정해 보는 것이 도움이 된다. 이렇게 채취한 혈액은 폐정맥과 비슷한 정도의 산소포화도를 보여야 한다. 문헌에서는 포화도가 95% 이상을 보이거나, 동맥 포화도와 5% 이내의 차이를 보일 것을 제시하고 있다.

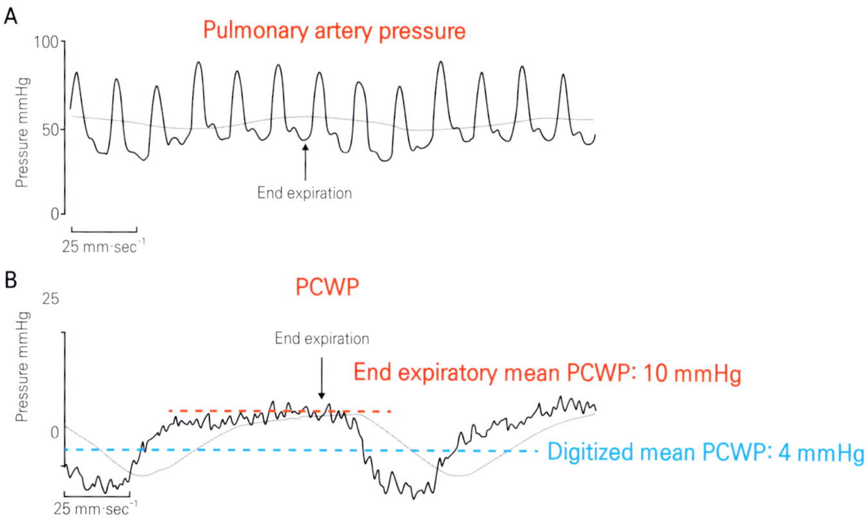

그림 10 PAP (A)와 PCWP (B)의 측정

PAP, pulmonary artery pressure; PCWP, pulmonary capillary wedge pressure.

- 심방중격결손(atrial septal defect, ASD) 환자에서는 단락 정량화(shunt quantification)를 위해서 좌심방(left atrium, LA)의 산소포화도를 직접 측정하는 것이 필요하다. LA로 Swan–Ganz 카테터 진입이 어렵다면, JR 카테터로 pre-shape을 하고, 0.035" Terumo guide-wire를 활용하면 쉽게 LA에 접근할 수 있다(그림 11).

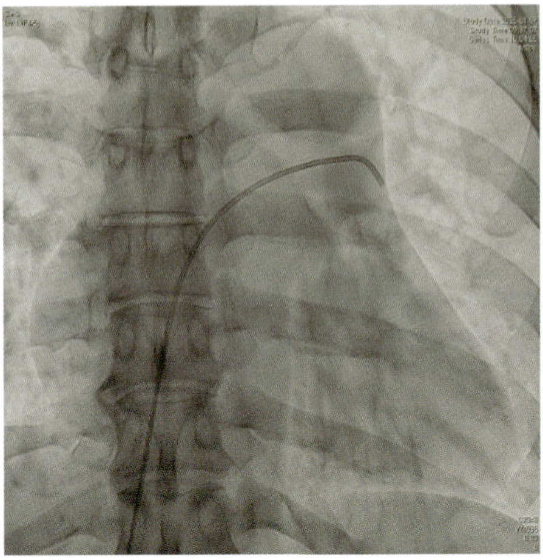

그림 11　JR 카테터를 사용한 LA 접근

• 간정맥 압력차(hepatic venous pressure gradient, HVPG) 측정은 내경정맥 또는 대퇴정맥 접근으로 모두 측정이 가능하나, 해부학적 구조를 고려하였을 때 대퇴정맥으로 접근 시 비교적 용이하게 측정이 가능하다(그림 12).

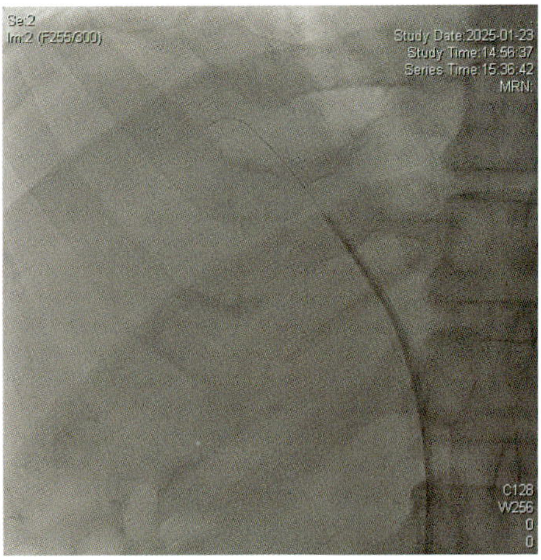

그림 12　HVPG 측정을 위한 간정맥 접근

- 좌심도자술을 위하여 좌심실 진입이 필요한 경우 pigtail 카테터 또는 JR 카테터를 사용하여 접근할 수 있다. Pigtail 카테터를 대동맥판에 위치시킨 후 약간 더 전진시켜 숫자 “6” 모양을 만든 후, 0.035” guidewire를 진입시키면 pigtail 카테터의 말린 부분이 펴지면서 guidewire가 좌심실 내로 쉽게 진입하게 된다(그림 13).
- Pigtail 카테터가 좌심실 내로 진입하게 되면 심실벽을 자극하여 심실조기박동을 유발하는 경우가 흔하다. 이럴 경우에는 2-3 cm가량 카테터를 후퇴시키고, 반시계 방향(counterclockwise)으로 회전시키면 pigtail 카테터의 머리가 승모판 근처에 위치하게 되어 심실조기박동 유발을 피할 수 있다.
- Pigtail 카테터의 경우 정확한 압력 측정을 위해서는 end-hole만 있는 제품을 사용하는 것을 권고하나, 국내에서는 side-hole이 있는 제품을 흔히 사용하고 있어 카테터를 충분히 좌심실 내에 위치시켜 대동맥 압력과 섞이지 않도록 주의가 필요하다.

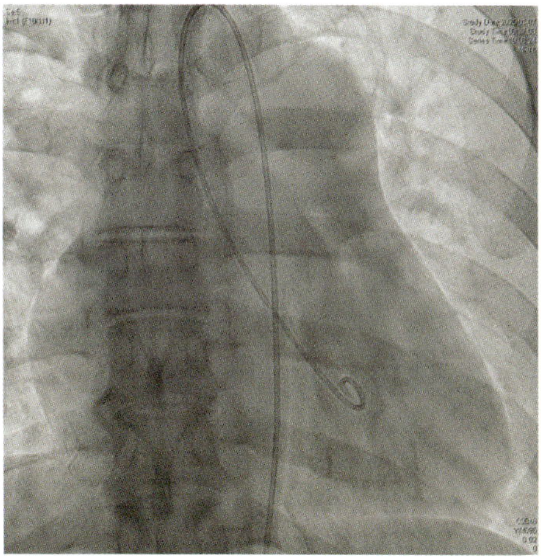

그림 13 **Pigtail 카테터를 이용한 좌심실 진입**

2) 압력의 측정 및 기록

- 압력은 호기말(end-expiration) 시점에 기록 및 저장(recording)하는 것이 원칙이다. 호기말에 측정하기 위해 인위적으로 환자에게 호흡 참기를 유도하면 복압 증가로 실제보다 높게 나오는 경우가 있으므로 가급적 자연스러운 호흡에서 기록하도록 한다.
- RA까지 catheter를 밀어 넣은 후 풍선을 확장하고 혈류 흐름을 따라 RA, RV, 주 폐동맥(main pulmonary artery, MPA), PA 분지 순으로 진행하여 각각 RA, RV, PA, PCWP의 파형(waveform)과 압력값을 얻는다(그림 14).

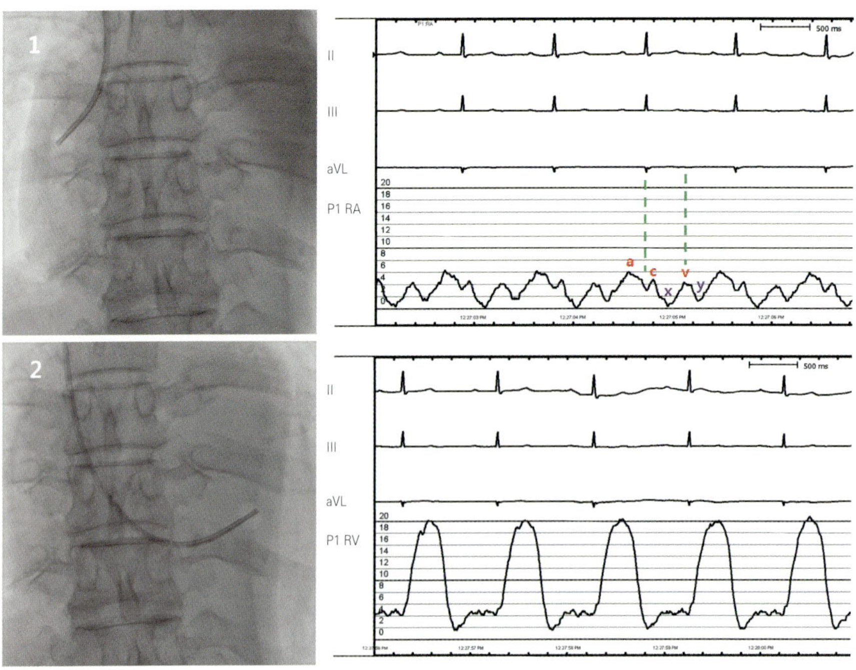

그림 14 Normal waveform의 증례

1. 우심방; 2. 우심실; 3. 우 폐동맥; 4. 폐모세혈관쐐기압력; 5. 연속 측정.

ECG, electrocardiogram; PA, pulmonary artery; PCWP, pulmonary capillary wedge pressure; RA, right atrium; RV, right ventricle. Schematic figure adopted from Baylor University Medical Center Proceedings 1994;7:3-10.

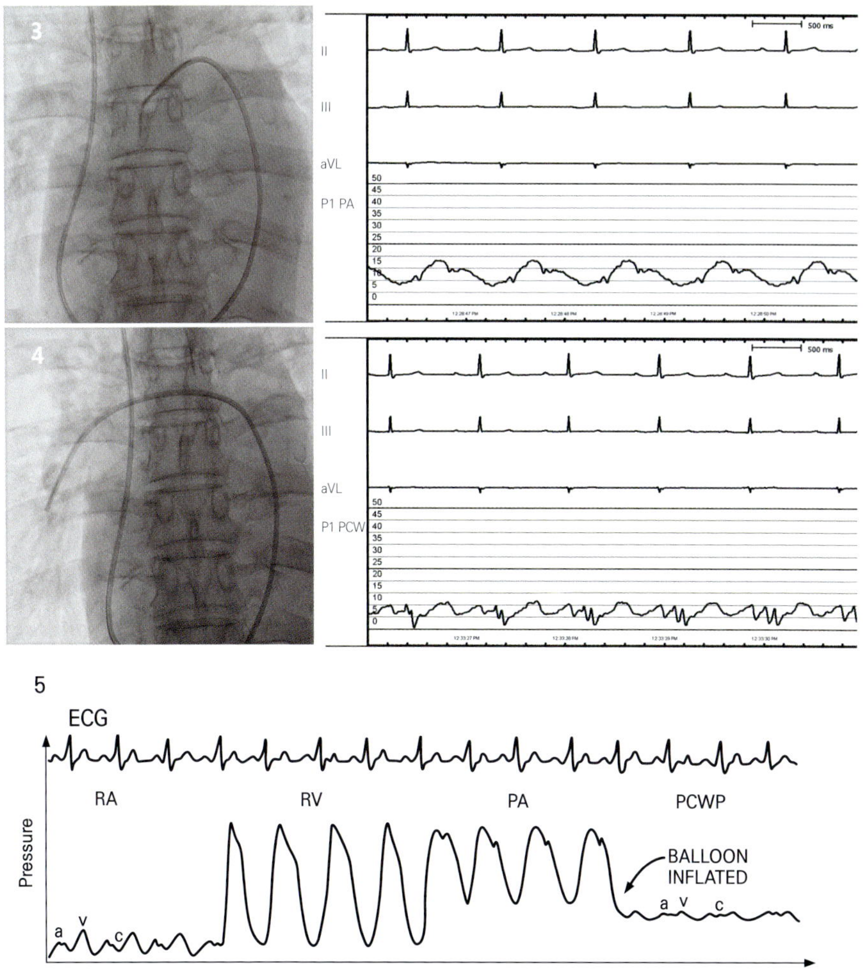

그림 14 Normal waveform의 증례 *(계속)*

5 주요 측정 지표

- 우심도관을 사용하면 심장의 혈역학적 평가를 위한 심박출량, 전부하, 후부하, 수축력을 모두 평가할 수 있다(그림 15).

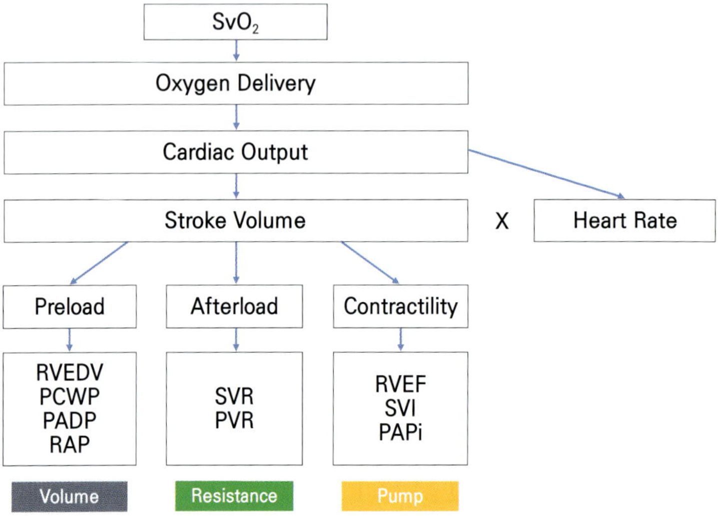

그림 15 Swan-Ganz 카테터 측정가능 지표 요약

Schematic figures adopted from the Edwards Lifesciences Corporation.

PADP, pulmonary artery diastolic pressure; PAPi, pulmonary artery pulsatility index; PCWP, pulmonary capillary wedge pressure; PVR, pulmonary vascular resistance; RAP, right atrial pressure; RVEDV, right ventricular end diastolic volume; RVEF, right ventricular ejection fraction; SvO_2, mixed venous oxygen saturation; SVR, systemic vascular resistance; SVI, stroke volume index.

- 각 측정 지표의 정상치는 다음과 같다(표 3).

표 3 **우심도자술 시행 시 측정 가능한 혈역학적 지표 정상 범위**

Measured variables	Normal value
Right atrial pressure, mean (RAP)	2-6 mmHg
Pulmonary artery pressure, systolic (sPAP)	15-30 mmHg
Pulmonary artery pressure, diastolic (dPAP)	4-12 mmHg
Pulmonary artery pressure, mean (mPAP)	8-20 mmHg
Pulmonary capillary wedge pressure (PCWP)	≤ 15 mmHg
Cardiac output (CO)	4-8 L/min
Mixed venous oxygen saturation (SvO_2)	65-80%
Arterial oxygen saturation (SaO_2)	95-100%
Systemic blood pressure	120/80 mmHg

Schematic table adopted from Eur Heart J 2023;44(15):1312.

6 임상적 해석

1) 심박출량(cardiac output, CO) 측정

- 심박출량(CO)은 정상인에서 4-6 L/min 정도이며, 열희석법(thermodilution method)과 Fick의 방법(직접 또는 간접)을 통해서 측정한다.
- Thermodilution method는 10 mL 정도의 식염수를 온도 감지 센서가 있는 Swan-Ganz 카테터에 주입 후, 혈액 온도가 체온과 같아지는 시간으로 통해 심박출량을 계산하는 방법이다. 심장 내 단락이 있거나, 부정맥이 있거나, 심한 삼첨판 역류, 낮은 심박출량 상태에서는 다소 부정확하다고 알려져 있다.

- CCO (continuous cardiac output) Combo 카테터는 thermal filament에서 열을 발생시킴으로써 식염수 주입 없이 심박출량의 지속적인 측정이 가능하다.
- 직접 Fick의 방법(direct fick's method)은 산소 후드를 통해 계산된 산소 소모량(consumption of oxygen, VO_2)을 직접 측정하여 계산식을 통해 심박출량을 구한다(그림 16).
- 간접 Fick의 방법(indirect Fick's method)은 산소 소모량(VO_2) 추정 공식을 이용해서 계산한다(Dehmer, LaFarge, and Bergstra formulas). 그 중 가장 최근 개발된 Bergstra formula는 아래와 같다.

남자: VO_2 (mL/min) = 157.3 × Body Surface Area + 10 − (10.5 × $\log_e$age) + 4.8
여자: VO_2 (mL/min) = 157.3 × Body Surface Area − (10.5 × $\log_e$age) + 4.8

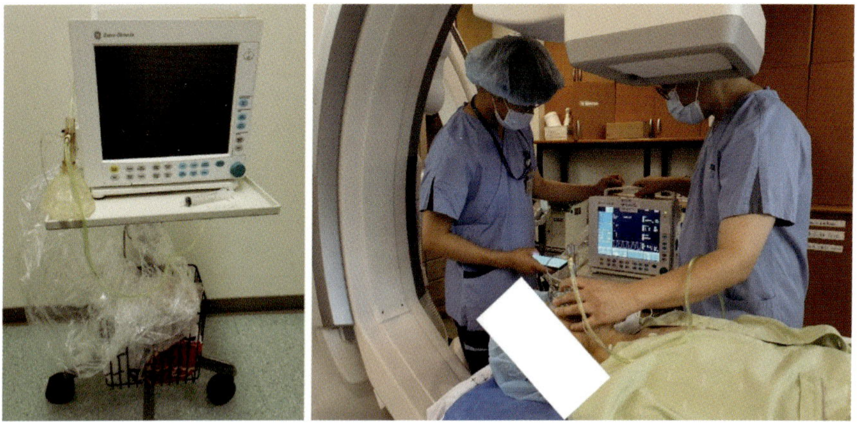

그림 16 **직접 Fick의 방법에서 산소 후드를 통한 산소 소모량 측정**

2) 주요 지표 계산식

- 우심도관을 통해 측정한 압력, 심박출량, 혈액 검사 소견을 바탕으로 아래 표와 같은 항목들을 계산하여 혈역학적 평가를 할 수 있다(표 4).

표 4 혈역학적 평가에서 흔히 사용되는 계산식

Cardiac Output (Fick) (L/min)	$\frac{O_2 \text{ consumption (mL/min)}}{(SaO_2 - SvO_2 \text{ saturation}) \times 1.36 \times Hb \times 10}$
Cardiac Power Output (W)	$\frac{\text{Cardiac Output} \times \text{Mean Arterial Pressure}}{451}$
Cardiac Index (L/min/m^2)	$\frac{\text{Cardiac Output}}{\text{BSA}}$
Stroke Volume (mL/beat)	$\frac{\text{Cardiac Output}}{\text{HR}} \times 1000$
Stroke Volume Index (mL/beat/m^2)	$\frac{\text{Cardiac Index}}{\text{HR}} \times 1000$
Pulmonary Vascular Resistance (Wood Units)	$\frac{\text{Mean PA Pressure} - \text{Mean PCWP}}{\text{Cardiac Output}}$
Systemic Vascular Resistance (Wood Units)	$\frac{\text{Mean Arterial Pressure} - \text{Mean RA Pressure}}{\text{Cardiac Output}}$
Pulmonary Artery Pulsatility Index	$\frac{\text{Systolic PA Pressure} - \text{Diastolic PA Pressure}}{\text{Mean RA Pressure}}$
RV Stroke Work Index (g/m^2/beat)	SVI × (Mean PA Pressure − Mean RA Pressure) × 0.0136
Intracardiac Shunt Calculations Pulmonary Blood Flow	$\frac{O_2 \text{ consumption (mL/min)}}{PVO_2 - PAO_2}$
Systemic Blood Flow	$\frac{O_2 \text{ consumption (mL/min)}}{SaO_2 - MVO_2}$
Qp/Qs	$\frac{\text{Pulmonary Blood Flow}}{\text{Systemic Blood Flow}}$
In the presence of a left to right shunt, MVO_2 should be calculated as	$\frac{3 \times SVC\ O_2 + IVC\ O_2}{4}$

BSA, body surface area; HR, heart rate; IVC, inferior vena cava; MVO_2, mixed venous oxygen saturation; PA, pulmonary artery; PAO_2, pulmonary artery oxygen saturation; PCWP, pulmonary capillary wedge pressure; PVO_2, pulmonary venous oxygen saturation; RA, right atrium; RV, right ventricle; SaO_2, systemic arterial oxygen saturation; SVC, superior vena cava; SVI, stroke volume index; SvO_2, mixed venous oxygen saturation.

3) 검사 결과의 해석

- 폐고혈압의 원인이 평가가 가능하다(표 5).
- 운동부하 우심도자술에 대한 관심이 증가하고 있으며, 2022년 ESC/ERS guideline에서는 안정 시 및 운동 시 평균 PAP/CO의 기울기 변화가 3 mmHg/L/min 이상인 경우 운동 유발 폐고혈압으로 진단하고 있다(표 5).

표 5 폐고혈압의 혈역학적 정의

Definition	Haemodynamic characteristics
PH	mPAP > 20 mmHg
Pre-capillary PH	mPAP > 20 mmHg PCWP ≤ 15 mmHg PVR > 2 WU
IpcPH	mPAP > 20 mmHg PCWP > 15 mmHg PVR ≤ 2 WU
CpcPH	mPAP > 20 mmHg PCWP > 15 mmHg PVR > 2 WU
Exercise PH	mPAP/CO slope between rest and exercise > 3 mmHg/L/min

CO, cardiac output; CpcPH, combined post and pre-capillary pulmonary hypertension; IpcPH, isolated post-capillary pulmonary hypertension; mPAP, mean pulmonary artery pressure; PCWP, pulmonary capillary wedge pressure; PH, pulmonary hypertension; PVR, pulmonary vascular resistance.

7 결론

전통적으로 폐고혈압 및 심부전의 원인 규명과 심장성쇼크 환자의 치료를 모니터하기 위해서 우심도자술을 이용한 혈역학적 평가가 활발히 이루어졌으나, 심초음파의 발달 및 이전 연구들의 실망스러운 결과에 따라 최근에는 그 효용성과 사용이 감소되었다. 하지만, 최근 심초음파와 비침습적인 혈역학적 모니터의 정확도에 대한 한계와 명확한 혈역학적 지표에 따른 치료 전략에 대한 논의가 활발히 일어나면서 다시 한번 우심도자술의 임상적 중요도는 증가하고 있으며, 보다 명확한 치료 전략을 세울 수 있다는 것이 장점이 될 수 있을 것으로 생각된다.

Reference

1. 2022 ESC/ERS Guidelines for the diagnosis and treatment of pulmonary hypertension: Developed by the task force for the diagnosis and treatment of pulmonary hypertension of the European Society of Cardiology (ESC) and the European Respiratory Society (ERS). Endorsed by the International Society for Heart and Lung Transplantation (ISHLT) and the European Reference Network on rare respiratory diseases (ERN-LUNG). Eur Heart J 2023;44(15):1312.
2. Bergstra A, van Dijk RB, Hillege HL, Lie KI, Mook GA. Assumed oxygen consumption based on calculation from dye dilution cardiac output: an improved formula. Eur Heart J 1995;16:698-703.
3. Binanay C, Califf RM, Hasselblad V, et al. Evaluation study of congestive heart failure and pulmonary artery catheterization effectiveness: the ESCAPE trial. JAMA 2005;294(13):1625-33.
4. Courtois M, Fattal PG, Kovcs SJ, et al. Anatomically and physiologically based reference level for measurement of intracardiac pressures. Circulation 1995;92:1994-2000.
5. Dehmer GJ, Firth BG, Hillis LD. Oxygen consumption in adult patients during cardiac catheterization. Clin Cardiol 1982;5(8):436-40.
6. Harvey S, Harrison DA, Singer M, et al. Assessment of the clinical effectiveness of pulmonary artery catheters in management of patients in intensive care (PAC-Man): a randomised controlled trial. Lancet 2005;366(9484):472-7.
7. Hoeper MM, Maier R, Tongers J, et al. Determination of cardiac output by the Fick method, thermodilution, and acetylene rebreathing in pulmonary hypertension. Am J Respir Crit Care Med 1999;160:535-41.
8. LaFarge CG, Miettinen OS. The estimation of oxygen consumption. Cardiovasc Res 1970;4:23-30.
9. Nishimura RA, Carabello BA. Hemodynamics in the cardiac catheterization laboratory of the 21st century. Circulation 2012;125:2138-50.
10. Scanlon PJ, Faxon DP, Audet AM, et al. ACC/AHA guidelines for coronary angiography: a report of the American College of Cardiology/American Heart Association Task Force on Practice Guidelines (Committee on Coronary Angiography) developed in collaboration with the Society for Cardiac Angiography and Interventions. J Am Coll Cardiol 1999;33(6):1756-824.
11. The National Heart, Lung, and Blood Institute Acute Respiratory Distress Syndrome (ARDS) clinical trials network. Pulmonary-artery versus central venous catheter to guide treatment of acute lung injury. N Engl J Med 2006;354:2213-24.
12. Vallabhan R. Interpretation of Swan-Ganz Catheter Data. Baylor University Medical Center Proceedings 1994;7:3-10.

Part II

Right Heart Catheterization in Various Clinical Situations

Chapter 01

심부전

1 박출률 보존 심부전 환자에서 우심도자술

황 석 재 검단탑병원 심장내과
정 미 향 가톨릭대학교 의과대학 서울성모병원 순환기내과

1 원인미상의 호흡곤란 감별을 위한 우심도자술(RHC) 시행이 필요한 경우

- 활동 시 악화되는 호흡곤란으로 내원한 환자에서 호흡기 질환이나 빈혈 등 명백한 원인이 없고, 심초음파 검사에서 좌심실 박출률(left ventricular ejection fraction, LVEF)이 50% 이상 유지되며 심근질환, 유의한 판막질환, 폐고혈압, 벽운동 저하 소견이 없다면 박출률 보존 심부전(heart failure with preserved ejection fraction, HFpEF)을 의심할 수 있다.
- HFpEF는 H_2FPEF score(그림 1), HFA-PEFF score(그림 2)와 같은 점수 평가법을 통해 진단 접근이 가능하다.
- 중간 단계 점수(HFA-PEFF 2-4점, H_2FPEF 2-5점)인 경우, 확진을 위해 이완기 부하 검사(diastolic stress test)를 시행할 수 있다. 이완기 부하 검사는 비침습적 운동부하 심초음파 또는 침습적 심도자술(안정 시 및 필요시 운동 시)을 고려할 수 있다.

	Clinical Variable	Values	Points
H_2	Heavy	Body mass index > 30 kg/m²	2
	Hypertensive	2 or more antihypertensive medicines	1
F	Atrial Fibrillation	Paroxysmal or persistent	3
P	Pulmonary Hypertension	Doppler echocardiographic estimated pulmonary artery systolic pressure > 35 mmHg	1
E	Elder	Age > 60 years	1
F	Filling Pressure	Doppler echocardiographic E/e′ > 9	1
	H_2FPEF score		Sum (0–9)

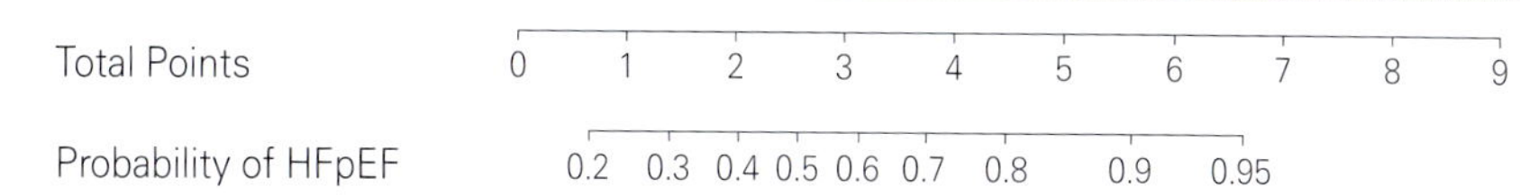

그림 1 H_2FPEF score: 박출률 보존 심부전 의심 환자에서 사용되는 초기 스크리닝 도구

- Mayo Clinic에서 제시한 H_2FPEF score(그림 1)이다.
  - H_2FPEF score≤1점: Low probability로, HFpEF 가능성이 낮다.
  - H_2FPEF score 2–5점: Intermediate probability로, 확진을 위해 diastolic stress test 또는 RHC 시행이 권고된다.
  - H_2FPEF score≥6점: High probability로, HFpEF 진단이 가능하다.
- 유럽심장학회(ESC) 산하 심부전학회(HFA)에서 제시한 HFpEF 진단을 위한 HFA–PEFF score이다(그림 2).
  - 5점 이상: HFpEF 진단이 가능하다.
  - 2–4점: 확진을 위해 diastolic stress test 또는 RHC 시행이 권고된다.

	Functional	Morphological	Biomarker (SR)	Biomarker (AF)
Major	Septal e′ < 7 cm/s or lateral e′ < 10 cm/s or average E/e′ ≥ 15 or TR velocity > 2.8 m/s (PASP > 35 mmHg)	LAVI > 34 mL/m^2 or LVMI ≥ 149/122 g/m^2 (m/w) and RWT > 0.42	NT-proBNP > 220 pg/mL or BNP > 80 pg/mL	NT-proBNP > 660 pg/mL or BNP > 240 pg/mL
Minor	Average E/e′ 9-14 or GLS < 16%	LAVI 29-34 mL/m^2 or LVMI > 115/95 g/m^2 (m/w) of RWT > 0.42 or LV wall thickness ≥ 12 mm	NT-proBNP 125-220 pg/mL or BNP 35-80 pg/mL	NT-proBNP 365-660 pg/mL or BNP 105-240 pg/mL

Major Criteria: 2 points	≥ 5 points: HFpEF
Minor Criteria: 1 point	2-4 points: Diastolic Stress Test or Invasive Haemodynamic Measurements

그림 2 HFA-PEFF score: 박출률 보존 심부전 의심 환자에서 사용되는 초기 스크리닝 도구

Adapted from Figure 2 of "How to diagnose heart failure with preserved ejection fraction: the HFA-PEFF diagnostic algorithm: a consensus recommendation from the Heart Failure Association (HFA) of the European Society of Cardiology (ESC)" Pieske et al. Eur Heart J 2019;40:3297-317.

AF, atrial fibrillation; BNP, B-type natriuretic peptide; E, peak velocity of mitral inflow during early diastole; e′, mitral annular early diastolic peak velocities; GLS, global longitudinal strain; HFpEF, heart failure with preserved ejection fraction; LAVI, left atrial volume index; LV, left ventricular; LVMI, left ventricular mass index; NT-proBNP, N-terminal pro-B-type natriuretic peptide; RWT, relative wall thickness; SR, sinus rhythm; TR, tricuspid regurgitation.

2 운동부하 심초음파를 통한 평가

- 운동부하 심초음파를 통해 다음과 같은 이상 소견을 확인할 수 있으며, 이를 통해 안정 시 확인되지 않았던 심장질환을 진단할 수 있다.
  - 운동으로 악화되는 벽운동 저하
  - 운동 유발성 폐고혈압 발생
  - 역동적 판막 질환(dynamic valve disease)
  - 좌심실 충만압 상승
- 특히, 운동 중 E/e′ ≥ 15인 경우 HFA-PEFF score에서 2점이 추가되며, E/e′ ≥ 15이면서 peak TR velocity > 3.4 m/s인 경우 3점이 추가된다.

- Step 2와 3에서의 combined score가 5점 이상일 경우 HFpEF로 진단할 수 있다(그림 3).

3 침습적 혈역학(Invasive Hemodynamics)

- 다음 상황에서는 침습적 혈역학 검사를 고려한다.
    - 운동 심초음파를 시행할 수 없는 경우
    - 운동 심초음파 검사에서 진단이 불확실한 경우
    - 운동 유발성 폐고혈압이 확인된 경우
- 좌심도자술(LHC)과 우심도자술(RHC)을 동시에 시행하여 좌심실 이완기말압력(left ventricular end-diastolic pressure, LVEDP)과 폐모세혈관쐐기압력(PCWP)을 측정한다.
- 안정 시 LVEDP ≥ 16 mmHg 또는 PCWP ≥ 15 mmHg이면 HFpEF로 확진할 수 있다. RHC는 특히 LHC가 어려운 경우 반드시 시행되어야 하며, Swan-Ganz 카테터를 사용하여 PCWP를 측정한다(그림 3).

4 운동부하 우심도자술의 필요성 및 진단 기준

- 많은 초기의 HFpEF 환자에서는 안정 시 PCWP는 정상이나, 운동 중 상승하기 때문에 안정 시 RHC의 진단 민감도는 약 60% 수준에 불과하다. 따라서 HFpEF이 강하게 의심되는 경우 운동부하 RHC를 통한 평가가 필요하다.
- 운동 시 PCWP ≥ 25 mmHg이면 HFpEF로 확진할 수 있으며, 25 mmHg 미만일 경우 비심장성 호흡곤란을 고려한다(그림 3).

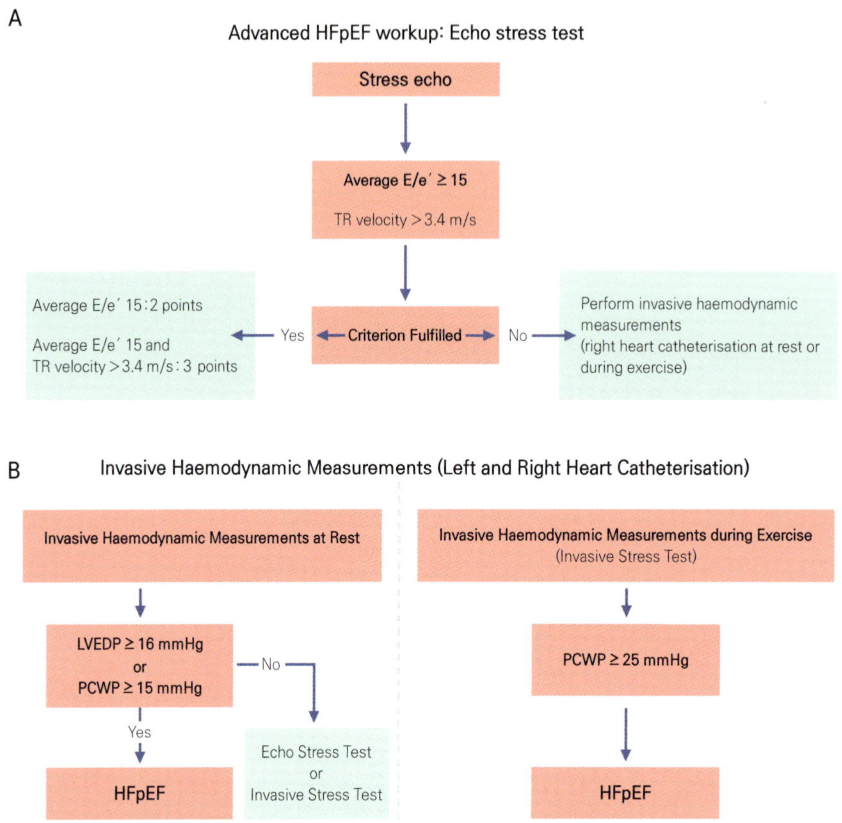

그림 3 HFpEF 의심 환자에서 중간 위험군에서의 진단 결정 알고리즘

HFA-PEFF score 2-4점에 해당하는 HFpEF의 중간 위험군(intermediate risk) 환자에서 확진을 위한 진단 결정 알고리즘. 1차 비침습적 평가인 운동부하 심초음파(diastolic stress echocardiography)와 필요시 2차로 시행하는 침습적 혈역학 검사로 구성된다.

Adapted from Figure 3 of "How to diagnose heart failure with preserved ejection fraction: the HFA-PEFF diagnostic algorithm: a consensus recommendation from the Heart Failure Association (HFA) of the European Society of Cardiology (ESC)" Pieske et al. Eur Heart J 2019;40:3297-317.

5 우심도자술 시행 시 유의사항

- HFpEF 환자는 안정 시 혈역학 지표가 정상으로 나타날 수 있어, 운동 부하 검사를 병행해야 하는 경우가 많다. 이를 고려하여 RHC 시에는 우측 경정맥(right internal jugular vein)을 통한 접근이 바람직하다. 우측 경정맥은 해부학적으로 RA로의 직선 경로를 제공하여 카테터 삽입이 용이하고, 시술 합병증 위험을 줄일 수 있다. 특히, 운동 중 반복적인 혈역학적 측정이 필요한 상황에서 안정적인 접근 경로를 확보할 수 있다는 점에서 유리하다. 또한, 운동 중 폐동맥압(PAP) 및 PCWP를 지속적으로 측정해야 하므로, 이러한 목적에 적합한 Swan-Ganz 카테터 사용이 권장된다.
- HFpEF 환자는 좌심방(LA)의 경직으로 인해 종종 거대 V파(giant V-wave)가 관찰될 수 있다. 이 경우에도 흡기말(a파)의 중간값을 PCWP로 보고해야 한다. 특히, 비만이나 만성 폐쇄성 폐질환(chronic obstructive pulmonary disease, COPD)이 동반된 경우 호흡 변동이 심하므로, 전체 호흡 주기의 평균값으로 PCWP를 측정하는 것이 적절하다.
- HFpEF 진단을 위해서는 PCWP가 안정 시 15 mmHg 이상인지 확인해야 한다. 다만, PCWP는 체액량 상태에 따라 달라질 수 있으므로, RHC 전 정상 체액량(euvolemia) 상태를 유지한 후 검사하는 것이 중요하다.
- 안정 시 PCWP가 정상이더라도, 운동 시 상승하는 경우 초기의 HFpEF를 배제할 수 없다. 따라서 임상적으로 HFpEF가 강력히 의심되는 경우에는, 부하 검사(stress test)를 통해 PCWP의 상승 여부를 확인해야 한다.

6 PCWP 상승을 유발하는 부하 검사 방법

1) 수동적 하지 거상(passive leg raise)

- 간단하고 신속하게 시행할 수 있는 방법으로, 운동부하가 어려운 환자에서 유용하다.

- 앙와위(supine position)에서 5분간 안정 후, 하지를 45도 이상 들어올려 PCWP의 변화를 측정한다.
- PCWP ≥ 18 mmHg로 상승 시 HFpEF 가능성이 높다.
- Borlaug 등의 연구에 따르면, 이 방법은 안정 시 PCWP 측정보다 진단율을 높이지만, 운동부하 검사만큼의 민감도와 특이도는 부족하여 대체 방법으로 사용된다.

2) 생리식염수 부하(volume challenge)

- 체중당 10 mL의 생리식염수를 분당 150 mL 속도로 상대정맥 또는 우심방(RA)에 주입한다.
- PCWP ≥ 18 mmHg로 상승 시 HFpEF를 의심할 수 있다.
- 하지 거상과 마찬가지로, 운동부하에 비해 혈역학적 자극이 약해 민감도와 특이도가 낮다.

3) 운동부하 검사(exercise stress test)

- HFpEF 진단을 위한 최적 표준(gold standard)으로 인정된다.
- PCWP 상승뿐만 아니라, 심장 기능 각 단계의 예비력까지 평가할 수 있다.
- 동적 운동(dynamic exercise) 중 자전거 운동이 가장 효과적이며, 등장성(isotonic) 또는 등척성(isometric) 운동보다 우선 권장된다.
- PCWP ≥ 25 mmHg 또는 ΔPCWP/ΔCO > 2 mmHg/L/min인 경우 HFpEF로 진단한다.

Reference

1. Borlaug BA, Nishimura RA, Sorajja P, Lam CS, Redfield MM. Exercise hemodynamics enhance diagnosis of early heart failure with preserved ejection fraction. Circ Heart Fail 2010;3(5):588-95.
2. Cubero Salazar IM, Hsu S. Passive Leg Raise: A Leg Up in the Diagnosis of Heart Failure With Preserved Ejection Fraction? Circ Heart Fail 2022;15(4):e009410.
3. Guazzi M, Wilhelm M, Halle M, et al. Exercise testing in heart failure with preserved ejection fraction: an appraisal through diagnosis, pathophysiology and therapy - A clinical consensus statement of the Heart Failure Association and European Association of Preventive Cardiology of the European Society of Cardiology. Eur J Heart Fail 2022;24(8):1327-45.
4. Obokata M, Kane GC, Reddy YN, Olson TP, Melenovsky V, Borlaug BA. Role of Diastolic Stress Testing in the Evaluation for Heart Failure with Preserved Ejection Fraction: A Simultaneous Invasive-Echocardiographic Study. Circulation 2017;135(9):825-38.
5. Pieske B, Tschpe C, de Boer RA, et al. How to diagnose heart failure with preserved ejection fraction: the HFA-PEFF diagnostic algorithm: a consensus recommendation from the Heart Failure Association (HFA) of the European Society of Cardiology (ESC). Eur Heart J 2019;40(40):3297-317.
6. Reddy YNV, Carter RE, Obokata M, Redfield MM, Borlaug BA. A Simple, Evidence-Based Approach to Help Guide Diagnosis of Heart Failure with Preserved Ejection Fraction. Circulation 2018;138(9):861-70.
7. van de Bovenkamp AA, Wijkstra N, Oosterveer FPT, et al. The Value of Passive Leg Raise During Right Heart Catheterization in Diagnosing Heart Failure With Preserved Ejection Fraction. Circ Heart Fail 2022;15(4):e008935.
8. Verwerft J, Bertrand PB, Claessen G, Herbots L, Verbrugge FH. Cardiopulmonary Exercise Testing with Simultaneous Echocardiography: Blueprints of a Dyspnea Clinic for Suspected HFpEF. JACC Heart Fail 2023;11(2):243-9.
9. Verwerft J, Soens L, Wynants J,et al. Heart failure with preserved ejection fraction: relevance of a dedicated dyspnoea clinic. Eur Heart J 2023;44(17):1544-56.

2 좌심실보조장치 및 심장이식에서 우심도자술 적응증

이희정, 김인철 계명대학교 의과대학 계명대학교 동산병원 심장내과

1 중증 심부전(Advanced Heart Failure)

- 중증 심부전은 심부전 약물치료나 시술만으로는 증상이 호전되지 않거나, 악화되어 심장이식 혹은 기계순환보조(mechanical circulatory support, MCS) 등의 심장 대체 치료가 필요한 상태이다.
- 중증 심부전 환자는 INTERMACS (Interagency Registry for Mechanically Assisted Circulatory Support) 프로파일(그림 1)로 분류할 수 있다.

Profiles	정의	구체적 상황
INTERMACS 1	심각한 심장성쇼크	적절한 치료에도 불구하고 지속되는 치명적인 저혈압과 쇼크
INTERMACS 2	지속적 악화	정맥 강심제를 사용하는 중에도 악화
INTERMACS 3	강심제에 의존	지속적인 강심제 사용으로 안정화
INTERMACS 4	중증의 활동 제한	안정 시 또는 기본적 신체활동에서 증상
INTERMACS 5	중등도 활동 제한	안정 시에 증상은 없고 기본적 신체활동 가능하나 추가적 활동에 증상
INTERMACS 6	경한 활동 제한	어느 정도 활동이 가능하지만 수분이 지나면 피로가 발생
INTERMACS 7	진행성 NYHA Class III	의미 있는 활동이 가능하지만 신체 활동에 경한 제한

그림 1 INTERMACS 분류

INTERMACS, Interagency Registry for Mechanically Assisted Circulatory Support; NYHA, New York Heart Association.

- 유럽심장학회(ESC) 2021 심부전 치료 가이드라인에서는, 좌심실보조장치(left ventricular assist device, LVAD) 또는 심장이식 치료를 계획하는 중증 심부전 환자에서, 심부전의 악화 정도 평가 및 폐고혈압과 우심부전의 상태에 따른 치료 방향 설정을 위해 우심도자술(RHC)을 반드시 시행하도록 권고하고 있다.

2 이식형 좌심실보조장치 (Implantable Left Ventricular Assist Device, LVAD)

1) 이식형 LVAD의 개요

중증 심부전 환자에서 좌심실(LV)의 펌프 기능을 보조하거나 대체하기 위해 체내 이식하는 MCS 장치로, LV에서 대동맥으로 혈액을 분출하여 LV의 부담을 줄이고 심박출량(CO)을 증가시켜 준다. 수술 목적에 따라 이식의 가교치료(bridge to transplantation, BTT), 종착치료(destination therapy, DT)로 구분한다.

2) 이식형 LVAD의 적응증

최적의 약물치료 및 전기생리학적 치료에도 불구하고 심한 심부전 증상이 지속되고, 중증의 우심부전이나 정신사회적 문제 등의 금기증이 없으며, 아래 조건 중 하나 이상을 만족해야 한다.

- 좌심실 박출률(left ventricular ejection fraction, LVEF)<25%이고, 심부전으로 운동 능력이 심각히 감소[최대산소섭취량(peak VO_2)<12 mL/kg/min 또는 예측치의<50%]
- 심부전으로 최근 12개월간 3회 이상의 입원 치료
- 강심제 의존적이거나 대동맥내 풍선펌프(intra-aortic balloon pump, IABP), 체외막 산소 공급장치(extracorporeal membrane oxygen-ation, ECMO) 등 단기적 MCS를 제거할 수 없는 경우
- 심부전으로 인하여 장기 기능 부전이 진행되는 경우: 신장 기능 악화, 간 기능 악화, LV 기능부전에 따른 폐고혈압(Type II pulmonary hyper-tension), 심장성 악액질(cardiac cachexia)

3) 이식형 LVAD의 요양급여 기준

- 심장이식 대기자로 등록된 말기 심부전 환자의 심장이식 가교 치료 시 (Bridge To Transplantation, BTT)

(1) 적응증

① 이식형 좌심실 보조장치 치료술

비가역적 말기심부전 환자로서 약물치료(베타차단제 등) 또는 기계순환보조(IABP, ECMO 등)치료에도 불구하고 심각한 증상이 지속되고, 다음 중 하나 이상을 충족하는 경우

a. LVEF < 25%이거나 이에 준하는 심실 기능부전의 증거가 있으면서, peak VO_2 < 12 mL/Kg/min(단, 베타차단제 불응성인 경우는 peak VO_2 < 14 mL/Kg/min) 혹은 동등한 운동능력 검사 결과가 있는 경우

b. 정맥 강심제에 의존적인 상태로 투여를 중단할 수 없는 경우

c. 점진적 신장 혹은 간장 부전이 있고 이의 원인이 심부전으로 증명된 경우(PCWP ≥ 20 mmHg, systolic BP ≤ 90 mmHg 또는 Cardiac Index ≤ 2.0 L/min/m^2)

*심실 보조장치 치료술의 요양급여에 관한 기준
[시행 2024. 12. 1.] [보건복지부고시 제2024-248호, 2024. 11. 29., 일부개정]
https://www.law.go.kr/LSW/admRulLsInfoP.do?admRulSeq=2100000250046#AJAX

4) 이식형 LVAD 대상자에서 RHC의 역할

- 심박출량(CO) 평가, PCWP 및 우측 심장 압력 평가를 통한 심부전의 분류
- 폐혈관 저항 평가 및 폐고혈압의 분류
- 이식형 LVAD 적용 이후의 우심부전 발생 가능성을 예측

5) RHC 지표를 이용한 심부전 분류

표 1 RHC 지표를 이용한 심부전 분류

	CVP	PCWP	CVP/PCWP	PAPi
좌심실부전	< 14mmHg	> 18mmHg	< 0.86	> 1.5
우심부전	> 14mmHg	< 18mmHg	> 0.86	< 1.5
양심실부전	> 14mmHg	> 18mmHg	> 0.86	< 1.5

CVP, central venous pressure; PCWP, pulmonary capillary wedge pressure; PAPi, pulmonary arterial pulsatility index.

6) RHC를 통한 우심실(RV) 기능 평가

- 이식형 LVAD 적용 후의 혈역학적 불안정성이나, 우심부전의 발생 가능성을 예측하는 데에 도움을 준다(표 2).

표 2 **이식형 LVAD 적용 전 우심도자술을 통한 우심실 평가 지표**

항목	공식 및 이상치	의미
RVSWI	(MAP−RAP) × SV × 0.0136/BSA < 0.30 mmHg·L/m²	LVAD 수술 후 RV failure 발생 위험이 증가
RA pressure	≥ 15 mmHg	RA의 과부하 상태를 시사하며, LVAD 수술 후 정맥 환류 증가 시 RV failure 가능성 시사
RAP/PCWP	≥ 0.63	RA의 과부하 상태를 시사 LVAD 수술 후 1개월 이내 RV failure ↑
TPG	(mPAP−PCWP) ≥ 12 mmHg	PVR 증가, LVAD 수술 후 RV failure 및 폐고혈압 지속 가능성
PAPi	(sPAP−dPAP)/RAP < 1.85	RV의 수축 기능과 PVR 반영 (좌심실 영향 적음) < 1.85에서 LVAD 수술 후 RV failure 발생률이 크게 증가, < 1.0에서 RVAD 삽입 가능성 증가

BSA, body surface area; dPAP, diastolic pulmonary arterial pressure; LVAD, left ventricular assist device; MAP, mean arterial pressure; mPAP, mean pulmonary arterial pressure; PAPi, pulmonary arterial pulsatility index; PCWP, pulmonary capillary wedge pressure; PVR, pulmonary vascular resistance; RA, right atrium; RAP, right atrial pressure; RV, right ventricle; RVSWI, right ventricular stroke work index; sPAP, systolic pulmonary arterial pressure; SV, stroke volume; TPG, transpulmonary pressure gradient.

7) RHC를 포함한 Scoring System

- RV failure risk score (Michigan RVFRS) for predicting RV failure post-LVAD implantation

  : LVAD 수술 후 우심실 MCS를 필요로 하거나 14일 이상의 강심제 사용, 혹은 48시간 이상의 산화질소 흡입을 요하거나 퇴원 시 강심제 사용을 필요로 하는 경우(표 3)

표 3 **Michigan RVFRS for predicting RV failure post-LVAD implantation**

승압제를 필요로 하는 경우	4
AST ≥ 80 IU/L	2
Total Bilirubin ≥ 2.0 mg/dL	2.5
Serum Creatinine ≥ 2.3 mg/dL	3
Risk score (합산)	**우심부전 위험비(95% CI)**
3점 이하 4.0-5.0점 5.5점 이상	저위험군: 0.49 (0.37-0.64) 중등도 위험군: 2.8 (1.4-5.9) 고위험군: 7.6 (3.4-17.1)

JACC 2008;51:2163-72.

- EUROMACS-RHF score for predicting RV failure post-LVAD implantation: LVAD 수술 이후 우심실보조장치(right ventricular assist device, RVAD)를 필요로 하거나 30일 이내에 14일 이상의 강심제 혹은 48시간 이상의 inhaled 산화 질소(nitric oxide, NO)를 필요로 하는 경우(표 4)

표 4 **EUROMACS-RHF score**

RAP/PCWP > 0.54	2
Hemoglobin ≤ 10 g/dL	1
3가지 이상의 승압제를 필요로 함	2.5
INTERMACS profile 1-3	2
초음파에서 관찰된 심한 우심부전	2
CPB time > 100 minutes	1

Circulation 2018;137(9):891-906.

- 그 외 Penn (Fitzpatrick) score, Utah score (Drakos), CRITT score, STOP-RVF risk calculator, Kormos (Heartmate II) score, Pittsburgh Decision Tree 등이 있다.
- 가장 대중적인 score는 Michigan RVFRS와 EUROMACS이지만, 다음 표에서 알 수 있듯 각 scoring system의 Discrimination C statistic는 중등도 변별력 수준으로 한계점을 보이고 있다(표 5).

표 5 LVAD 수술 후 우심부전 risk score의 변별력

	Model						
	Michigan (RVFRS)	EUROMACS	Penn (Fitzpatrick)	Utah (Drakos)	CRITT	Kormos (Heartmate II)	Pittsburgh Decision Tree
Discrimination, C statistic (95% CI)	0.73 (0.65-0.81)	0.70 (0.67-0.73)	NR, not reported	0.74 (0.71-0.78)	0.80 (0.72-0.88)	0.68 (NR)	0.87 (NR)
Validation							
Discrimination/C statistic, median (range)	0.61 (0.45-0.74)	0.65 (0.63-0.67)	0.63 (0.51-0.68)	0.55 (0.47-0.59)	0.63 (0.60-0.74)	0.61 (0.51-0.64)	0.53 (0.52-0.54)

Circ Heart Fail 2020;13(10):e006994.

8) LVAD 수술 후 우심부전의 정의

- 지속적인 RV 기능부전 증상 및 징후
- 중심정맥압(central venous pressure, CVP) > 18 mmHg, 심박출 지수(cardiac index, CI) < 2.0 L/min/m^2
- LA 압력 또는 PCWP가 상승하지 않은 상태에서 발생
- 심장 압전(cardiac tamponade), 심실 부정맥(ventricular arrhythmias), 기흉(pneumothorax) 등의 원인 배제
- RVAD, NO 흡입 또는 강심제 치료 없이 14일 이상 RV 기능부전 증상 및 징후가 지속되는 경우

9) LVAD 수술 후 RHC의 역할

- LVAD 속도 최적화(speed optimization) 및 약물 치료 최적화에 도움
- LVAD 이식 후 지속적이거나 재발하는 심부전 증상의 원인 및 중증도를 평가
- 폐동맥 혈역학, CO, RV 기능의 정량적 평가를 통한 LV unloading 균형 최적화에 도움
- 우심부전, 장치 오작동(device malfunction), 또는 LV unloading이 부적절한 경우 심초음파와 함께 평가
- 심근 회복 정도 및 혈역학적 안정성을 평가

3 심장이식(Heart Transplantation)

1) 심장이식의 개요

심장이식은 중증 심부전 환자에서 생존율을 향상시키며 운동능력과 삶의 질을 향상시킬 수 있는 가장 효과적인 치료법이자 가장 최후의 치료법이다.

2) 심장이식 전 RHC의 역할

- CI $\leq$ 2.2 L/min/m^2일 경우 중증 심부전 상태로 판단한다.
- 폐동맥압(pulmonary artery pressure, PAP) 평가: 수축기(systolic) PAP $\geq$ 60 mmHg, 폐혈관저항(pulmonary vascular resistance, PVR) $\geq$ 5 Wood units (WUs)일 경우 심장이식 전 추가적인 평가 또는 조치가 필요하다.
- 경폐압력차(transpulmonary pressure gradient, TPG) 평가: RHC를 통해 측정한 TPG (mean PAP−PCWP)가 12 mmHg 이상일 경우 유의미한 상승으로 판단한다. TPG $\geq$ 15 mmHg일 경우 심장이식 전 추가적인 조치가 필요하다.
- PVR $\geq$ 3 WUs (systolic arterial pressure $\geq$ 85 mmHg)일 경우 폐동맥 확장제를 투여하여(vasodilator challenge) PVR이 감소하는지 확인한다(그림 3).

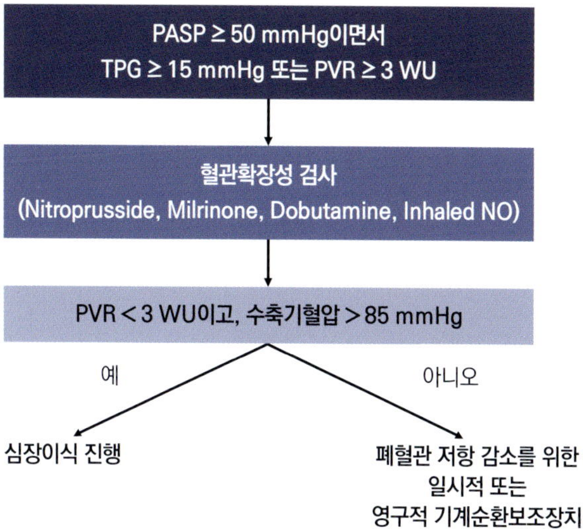

그림 3 심장이식 대상자에서 폐고혈압의 치료 알고리즘

PASP, pulmonary artery systolic pressure; PVR, pulmonary vascular resistance; TPG, transpulmonary pressure gradient.
Heart Fail Clin 2021;17(4):647-60.

3) 심장이식 후 평가에서 RHC의 역할

- 무증상 심장이식 환자에서 감시(surveillance) 목적의 심내막 심근 생검(endomyocardial biopsy, EMB) 시행 시 RHC를 함께 수행할 수 있다. EMB에서 심장 이식편 거부반응(allograft rejection)의 조직학적 증거가 없더라도 RHC에서 혈역학적 이상(PCWP 증가, CI 감소 등)이 확인되면 예후적으로 중요한 의미를 나타낸다.
- 새롭게 발생한 또는 악화된 심장 이식편 기능 이상(cardiac allograft dysfunction)이나 급성 이식편 거부반응(acute allograft rejection) 등의 원인으로 쇼크가 발생한 경우 시행할 수 있다.
- 지속적인 울혈 또는 신장 기능 이상이 있는 환자에서 심장 이식편 기능 평가를 위해 RHC 시행을 고려할 수 있다.

- Restrictive physiology 및 coronary allograft vasculopathy (CAV)가 의심되는 환자에서 RHC를 시행하는 것을 고려할 수 있다.
- 심장 재이식 여부를 결정할 때에는 RHC를 반드시 시행한다.
- 심내막 심근 생검 합병증 또는 면역억제 치료와 관련된 합병증이 의심되는 환자에서 RHC를 시행한다.
- 폐고혈압을 동반한 심장이식 환자의 치료 관리를 위해 시행한다.

4) 심장이식 후 RHC 시행 시 유의점

- 심장이식 후 RHC를 시행할 때에는 이식심의 해부학적 구조와 문합 부위를 고려하여, 카테터 삽입 시 각별한 주의가 필요하다. 특히 상대정맥의 문합 부위를 통과할 때 손상 위험이 크므로, 세심한 조작이 요구된다.

Reference

1. Crespo-Leiro MG, Metra M, Lund LH, et al. Advanced heart failure: a position statement of the Heart Failure Association of the European Society of Cardiology. Eur J Heart Fail 2018;20:1505-35.
2. Kirklin JK, Naftel DC, Stevenson LW, et al. INTERMACS database for durable devices for circulatory support: first annual report. J Heart Lung Transplant 2008;27:1065-72.
3. Kittleson MM, Prestinenzi P, Potena L. Right Heart Catheterization in Patients with Advanced Heart Failure: When to Perform? How to Interpret? Heart Fail Clin 2021;17(4):647-60.
4. Lim HS, Hsich E, Shah KB. International Society of Heart and Lung Transplantation position statement on the role of right heart catheterization in the management of heart transplant recipients. J Heart Lung Transplant 2019;38(3):235-8.
5. Matthews JC, Koelling TM, Pagani FD, Aaronson KD. Derivation and Validation of a Novel Right-Sided Heart Failure Model After Implantation of Continuous Flow Left Ventricular Assist Devices: The EUROMACS (European Registry for Patients with Mechanical Circulatory Support) Right-Sided Heart Failure Risk Score. Circulation 2018;137(9):891-906.
6. Matthews JC, Koelling TM, Pagani FD, Aaronson KD. Predicting the Risk of Right Ventricular Failure in Patients Undergoing Left Ventricular Assist Device Implantation : A Systematic Review. Circ Heart Fail 2020;13(10):e006994.
7. Matthews JC, Koelling TM, Pagani FD, Aaronson KD. The right ventricular failure risk score a pre-operative tool for assessing the risk of right ventricular failure in left ventricular assist device candidates. J Am Coll Cardiol 2008;51(22):2163-72.
8. McDonagh TA, Metra M, Adamo M, et al. 2021 ESC Guidelines for the diagnosis and treatment of acute and chronic heart failure. Eur Heart J 2021;42:3599-726.
9. Rodenas-Alesina E, Brahmbhatt DH, Rao V, Salvatori M, Billia F. Prediction, prevention, and management of right ventricular failure after left ventricular assist device implantation: A comprehensive review. Front Cardiovasc Med 2022;9:1040251.
10. Saeed D, Feldman D, Banayosy AE, et al. The 2023 International Society for Heart and Lung Transplantation Guidelines for Mechanical Circulatory Support: A 10- Year Update. J Heart Lung Transplant 2023;42(7):e1-e222.
11. Simonneau G, Montani D, Celermajer DS, et al. Haemodynamic definitions and updated clinical classification of pulmonary hypertension. Eur Respir J 2019;53(1).
12. Velleca A, Shullo MA, Dhital K, et al. The International Society for Heart and Lung Transplantation (ISHLT) guidelines for the care of heart transplant recipients. J Heart Lung Transplant 2023;42:e1-e141.

Chapter 02

심장성쇼크

양 정 훈 성균관대학교 의과대학 삼성서울병원 순환기내과
김 아 람 울산대학교 의과대학 서울아산병원 심장내과

1 적응증

- 우심도자술(RHC)의 시행이 예후를 향상시킨다는 증거가 부족하기 때문에 보편적인 적응증은 없지만, 쇼크와 폐부종의 다양한 원인을 감별하는 데 유용하게 사용되어 왔다.
- 임상결과 향상의 근거 부족으로 최근에는 진단이 불확실하거나 첫 번째 치료 시도에 반응하지 않는 심장성쇼크(cardiogenic shock, CS)에 한해서 주로 추천되고 있다.
- 하지만, 여전히 CS와 심부전의 전부하의 치료 방향성과 승압제와 강심제의 증감량 여부를 판단하는 데 있어서 중요한 정보를 제공하므로 혈역학적 모니터링의 표준화 도구로 인정받고 있다.

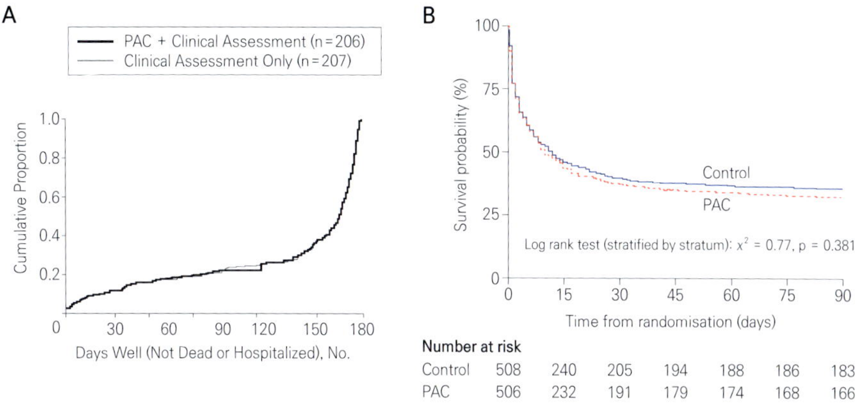

그림 1 우심도자술 시행의 임상적 유용성에 대한 주요 무작위배정연구

(**A**) ESCAPE trial. JAMA 2005;294(13):1625-33. (**B**) PAC-Man trial. Lancet 2005;366:472-77.

- 위 그림 1과 같이 잘 고안된 두 무작위배정연구에서 RHC의 예후 향상에 기여하는 바를 증명하지 못하면서 이후 RHC의 빈도는 줄어들었다(그림 2).
- ESCAPE trial은 중증심부전을 대상으로 시행되었고, PAC-Man trial은 중환자실(ICU)에 입실하는 중증 환자를 대상으로 시행되었다. 따라서, CS에서의 RHC의 유용성에 대한 무작위배정연구는 아직까지는 발표된 바가 없으며, 현재 관련 무작위배정연구가 미국과 한국에서 각각 진행 중이다.

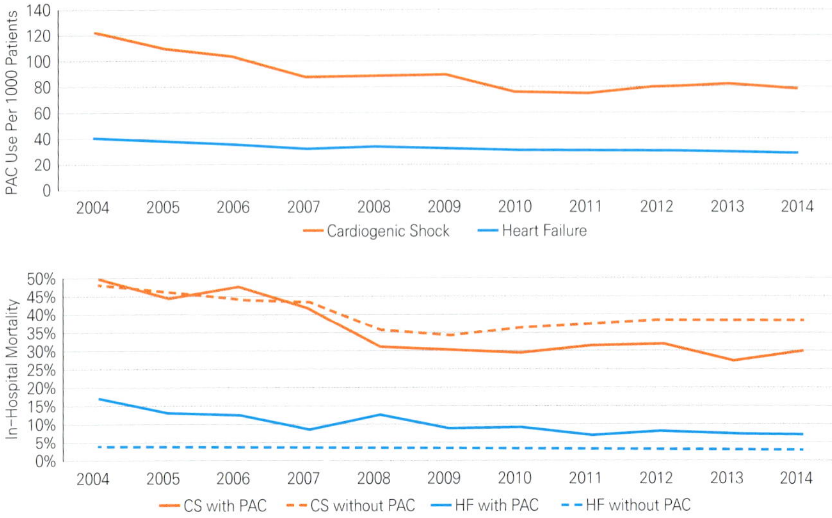

그림 2　우심도관의 시행 빈도 및 심부전과 심장성쇼크 환자에서 사용 유무에 따른 사망률 비교

J Cardiac Fail 2019;25:364-71.

- CS와 급성심부전에서 시행빈도는 전체적으로 감소하고 있지만, CS 환자에서 우심도자술을 시행 받은 환자의 병원내 사망률이 의미 있게 낮게 관찰되었다(그림 2).
- 더불어, 최근 발표된 메타분석에서도 CS 환자에서 폐동맥 카테터의 사용이 사망률의 감소와 연관되었음을 보여주었다.
- CS 환자의 체계적이고 효과적인 치료를 위해, 다학제적 심장성쇼크 팀(cardiogenic shock team) 접근법에서는 조기에 RHC를 통한 혈역학적 감시를 시행할 것을 권고하고 있다. 이를 통해 좌심실부전, 우심부전, 양심실부전 여부를 파악하고, 필요 시 기계순환보조(mechanical circulatory support, MCS)를 고려하는 데 도움을 줄 수 있다.

2 사용의 실제

1) 진단 및 평가

- 전통적으로 좌측심장펌프기능의 감소로 인한 CS는 심박출지수(cardiac index, CI) ≤ 2.2 L/min/m^2와 PCWP > 15 mmHg인 경우로 정의할 수 있다.
- 전신혈관저항(systemic vascular resistance, SVR)을 고려하면 '혼합 혈관확장성 심장성쇼크(mixed vasodilatory CS)' 동반 여부를 확인할 수 있다.
- 최근에는 CS 원인 중 우심실(RV) 부전이 동반되는 경우가 늘어나고 있다. 따라서 RV 기능평가의 중요도가 강조되고 있으며, 이는 pulmonary artery pulsatility index (PAPi)로 주로 대변되며 0.9 이하에서는 심한 RV 기능 부전이라고 판단할 수 있다.
- 다양한 혈역학적 지표가 있지만, 중증심부전이나 CS 환자에서는 다음과 같은 두 가지 지표(CPO, PAPi)가 가장 중요하다 하겠다.

1. Cardiac Power Output (CPO): $\dfrac{\text{MAP} \times \text{CO}}{451}$

2. Pulmonary Artery Pulsatility Index (PAPi): $\dfrac{\text{sPAP} - \text{dPAP}}{\text{RAP}}$

그림 3 Cardiac power output과 pulmonary artery pulsatility index 계산 공식

CO, cardiac output; dPAP, diastolic pulmonary artery pressure; MAP, mean arterial pressure; RAP, right atrial pressure; sPAP, systolic pulmonary artery pressure.

- CPO (Cardiac Power Output)는 CO에 평균동맥압(mean arterial pressure, MAP)을 곱한 개념으로 좌측 심장의 추가보조가 필요한지를 판단하는 지표이다.
- PAPi는 폐동맥의 맥압을 우심방 압력(right atrial pressure, RAP)으로 나눈 값으로 실제 RV의 기능을 평가하고 RV를 보조하는 추가 치료가 필요한지 판단하는 지표이다.

2) 지표의 임상 적용

- CPO<0.6 W에서 PAPi<0.9 시 강심제 치료에 불응한다면 RV를 보조하는 MCS의 삽입을 고려해야 한다. 국내는 Impella RP 도입 전이므로 현실적으로는 정맥동맥간 체외막 산소 공급 장치(venoarterial extracorporeal membrane oxygenation, VA ECMO) 혹은 수술적 우심실 보조장치(right ventricular assist device, RVAD)의 적용을 고려해야 한다.
- CPO가 0.6 W 미만이고 PAPi가 0.9를 초과하는 경우, 좌심실보조장치(left ventricular assist device, LVAD) 이식을 고려해야 한다. 국내의 현실을 감안할 때, 우선적으로 VA-ECMO 삽입을 고려할 수 있으며, 환자가 이송 가능한 상태라면 영구형 LVAD 이식이 가능한 센터로의 전원도 검토해야 한다.
- CPO와 PAPi의 값, 그리고 폐부전 여부를 종합적으로 고려하여, 양심실보조, 좌심실보조, 우심실보조, 폐보조 등 다양한 기계순환보조(MCS) 중에서 환자 상태에 적합한 치료 전략을 선택할 수 있다.
- 환자의 상태가 호전되어 MCS의 이탈(weaning)에 있어서도 CPO, PAPi값의 변화를 참고하여 시기를 결정할 수 있다.
- MCS의 weaning이 어렵거나 weaning에 성공하였더라도 심대체 치료(cardiac replacement therapy)가 요구되는 경우에는 RHC를 통한 혈역학적 평가가 필요할 수 있다.
- 폐혈관저항(pulmonary vascular resistance, PVR)의 높은 상승과 동반된 폐고혈압이 있는 환자는 바로 이식으로 진행하기보다는 LVAD의 적용을 우선 고려해야 한다.
- LVAD 적용에 있어서 RV 부전의 정도를 평가하는 것은 매우 중요하며, 이는 PAPi뿐만 아니라 RAP/PCWP 비를 고려하여 결정해야 한다.

3) RHC와 예후

- CSWG (Cardiogenic Shock Working Group)에서 1,400명의 CS 환자를 대상으로 진행한 후향적 연구에서 RHC를 완벽하게 시행한 군

(42%)과 부분적으로 시행한 군(40%), 시행하지 않은 군(18%)의 임상결과를 발표하였다.

- 해당 연구에서 폐동맥산소포화도(pulmonary arterial O_2 saturation)와 PCWP 측정을 포함하여 RHC를 완벽하게 시행한 군이, 부분적 시행 혹은 시행하지 않은 군에 비해 병원내 사망률이 유의하게 낮은 것으로 나타났다.
- 따라서, 적응증에 따라 RHC를 시행하는 것도 중요하지만, 검사 시 가능한 다양한 정보를 충분히 확보할 수 있도록 체계적이고 철저하게 진행하는 것이 더욱 중요하다.

4) 현재 진행 중인 연구

- Pulmonary Artery Catheter in Cardiogenic Shock Trial (PACCS)가 Kapur 등에 의해서 2022년에 시작되었고, 급성심부전이 동반된 CS 환자 400명 등록을 목표로 진행되고 있다. 1차 평가 지표는 병원내 사망률이다(NCT05485376).

3 결론

MCS의 임상 활용과 심대체 치료가 활발히 이루어지는 현 시점에서 CS 환자의 혈역학적 평가는 더욱 어렵고 복잡하기 때문에, 보다 정확한 정보를 제공할 수 있는 PAC를 이용한 RHC가 다시 한번 주목받고 있다. 최근 발표된 관찰 연구 및 메타분석에서 CS 환자에서 PAC의 사용이 사망률의 감소를 보여주고 있고, 현재 잘 고안된 무작위 배정연구가 진행 중으로 그 결과에 따라 RHC의 임상 활용도의 가치가 재평가될 것으로 생각된다.

Reference

1. Binanay C, Califf RM, Hasselblad V, et al. Evaluation study of congestive heart failure and pulmonary artery catheterization effectiveness: the ESCAPE trial. JAMA 2005;294(13):1625-33.
2. Garan AR, Kanwar M, Thayer KL, et al. Complete Hemodynamic Profiling With Pulmonary Artery Catheters in Cardiogenic Shock Is Associated With Lower In-Hospital Mortality. JACC Heart Fail 2020;8(11):903-13.
3. Harvey S, Harrison DA, Singer M, et al. Assessment of the clinical effectiveness of pulmonary artery catheters in management of patients in intensive care (PAC-Man): a randomised controlled trial. Lancet 2005;366(9484):472-7.
4. Hernandez GA, Lemor A, Blumer V, et al. Trends in Utilization and Outcomes of Pulmonary Artery Catheterization in Heart Failure With and Without Cardiogenic Shock. J Card Fail 2019;25(5):364-71.
5. Tehrani BN, Truesdell AG, Psotka MA, et al. A Standardized and Comprehensive Approach to the Management of Cardiogenic Shock. JACC: Heart Failure 2020;8(11):879-91.
6. van Diepen S, Katz JN, Albert NM, et al. Contemporary Management of Cardiogenic Shock: A Scientific Statement From the American Heart Association. Circulation 2017;136(16):e232-e268.
7. Yoo TK, Miyashita S, Davoudi F, et al. Clinical impact of pulmonary artery catheter in patients with cardiogenic shock: A systematic review and meta-analysis. Cardiovasc Revasc Med 2023;55:58-65.

Chapter

03

심장판막질환

김지훈 성균관대학교 의과대학 삼성서울병원 순환기내과

심지영 연세대학교 의과대학 세브란스병원 심장내과

- 심장판막질환(valvular heart disease)의 중증도와 임상 증상 사이에 차이가 있어, 다른 원인에 의한 호흡곤란 평가가 필요한 경우 RHC가 도움이 된다. 좌심실 박출률 보존 심부전, 폐고혈압, 협착심장막염과 같은 심낭질환과 연관된 혈역학적 변화를 평가하고, 환자의 증상을 일으키는 주요 병태생리를 확인하는 데 RHC를 활용할 수 있다.
- 심한 심장판막질환으로 수술 또는 시술을 결정하기 전 위험도 평가에 중요한 정보를 제공한다. 폐고혈압의 정도와 원인을 정확하게 판단하여야 하는 경우, 심초음파 검사의 중증도 평가지표들에 불일치가 보이는 경우 활용할 수 있다.
- 심장 판막의 구조적, 기능적 이상으로 경피적 판막시술을 시행하는 환자의 시술 전후 혈역학적 변화를 평가하여 성공적인 시술 여부를 확인할 수 있다. RHC로 침습적으로 측정한 좌심방(LA)압력이 유용하게 사용된다. 경피적 승모판 클립 시술(mitral transcatheter edge-to-edge repair, mitral TEER)을 시행하는 경우, 시술 전에는 심한 승모판 역류(mitral regurgitation, MR)로 LA 압력의 증가와 large V-wave가 관찰되다가, 성공적인 시술 후에 LA 압력이 감소하고 V-wave가 약화되는 현상을 관찰할 수 있다.

- 교정된 판막질환 환자에서 호흡곤란의 원인을 평가하는 데 RHC를 활용할 수 있다. 수술적 판막 치환술 또는 성형술 후, 비침습적 검사에서 판막 기능 이상이 확인되지 않음에도 불구하고 호흡곤란이 지속되는 경우, RHC가 그 원인을 규명하는 데 유용하게 사용될 수 있다.

1 대동맥판 협착(Aortic Stenosis, AS)

1) 경피적 대동맥판 삽입술(transcatheter aortic valve implantation, TAVI)을 시행하기 전에 좌심실(LV)과 대동맥의 압력곡선을 동시에 측정

- LV의 압력 측정은 가이드 와이어를 좁은 대동맥판을 통하여 LV로 삽입하고, 가이드 와이어를 통해 측공(side-hole) 카테터를 LV 내 삽입하고, 대동맥의 압력은 상행대동맥에서 역시 side-hole 카테터를 통하여 측정한다.
- 대동맥의 압력곡선을 대퇴동맥에서 얻게 되면 중심동맥에서 말초동맥으로 압력 증강(amplification) 현상으로 인하여 LV와 대동맥의 압력 차이가 감소하여 부정확해지고, 대동맥질환이나 말초동맥질환이 있는 경우에도 그 수치가 부정확하므로 권고되지 않는다.
- 압력 측정 시에는 감쇠(damping)가 발생하는 종공형(end-hole) 카테터는 사용하지 않도록 한다.
- Doppler 기법으로 심초음파를 통해 측정한 LV와 대동맥의 압력 차이는 특정 시간의 최대압력 차이를 표현하는 반면, 침습적인 심도자 방법의 압력 차이는 LV의 최대압력과 대동맥의 최대압력(peak-to-peak) 차이로, 침습적 방법의 압력 차이가 더 작다. Peak-to-peak gradient는 다른 시간대에 측정된 것으로 비생리적인 측정이라는 단점이 있다. 따라서 LV와 대동맥 사이에 전체 수축기 동안의 압력 차이를 적분한 평균값인 mean gradient가 AS의 중증도 평가에 사용된다.

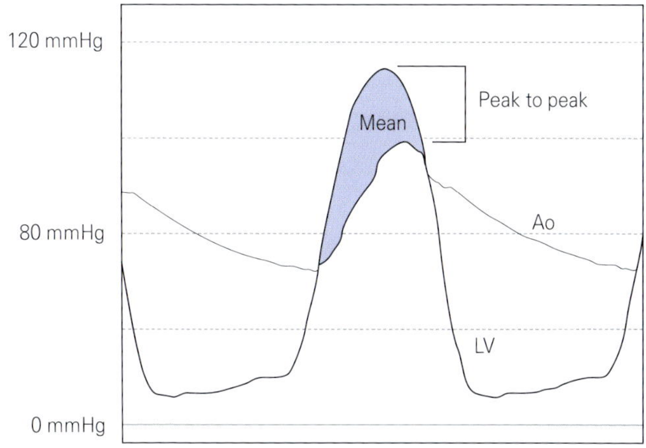

그림 1 **대동맥판막 협착증에서의 좌심실과 대동맥의 압력 곡선**

Circulation 2012;125:2138-50.

2) TAVI 시행 전후의 압력곡선의 비교 및 결과 해석

- TAVI를 시행한 후에 LV의 압력과 대동맥의 압력을 동시에 측정하여 시술 전후의 변화를 비교한다. 시술 후 혈압 변동과 시술 중 수액 공급 및 inotropic agent의 사용에 따라서 압력에 영향을 받을 수 있으며, 좌심실 비대 정도, 좌심실의 이완 기능 장애, 시술 중 balloon 사용에 따른 혈압 강하가 심하거나 오래 지속된 경우 등 여러 가지 요소에 따라 post TAVI 압력곡선에 영향을 받을 수 있음에 유의하여 해석한다.

  ① 좌심실과 대동맥 압력 차이(peak-to-peak pressure gradient)
  ② 좌심실 이완기말압력(left ventricular end-diastolic pressure, LVEDP)
  ③ 대동맥판 역류 지표(aortic regurgitation index, AR index)(표 1)

AR index는 (DBP-LVEDP) / SBP로 계산하며, TAVI 시술 후 판막 주위 누출(paravalvular leakage, PVL)의 유무 및 중증도뿐 아니라, 시술 후의 예후와도 밀접한 관련이 있다. 하지만, 고령의 환자에서는 대동맥의 경직도가 높아 맥압이 크고, 시술 후 LVEDP의 증가가 발생하면 의미 있는 AR이 없어도 AR index는 낮게 계산될 수 있어, AR index가 낮으면 추가 시술을 결정하기 전에, flouroscopy 혹은 심초음파로 AR 여부를 확인하는 것이 권고된다.

표 1 대동맥판 역류 지표(AR index)

PVL AR grade	AR Index (DBP-LVEDP)/SBP	Rough Value
None	31.7 ± 10.4	40s
Mild	28.0 ± 8.5	30s
Moderate	19.5 ± 7.6	20s
Severe	7.6 ± 2.6	10s

J Am Coll Cardiol 2012;59:1134-41.

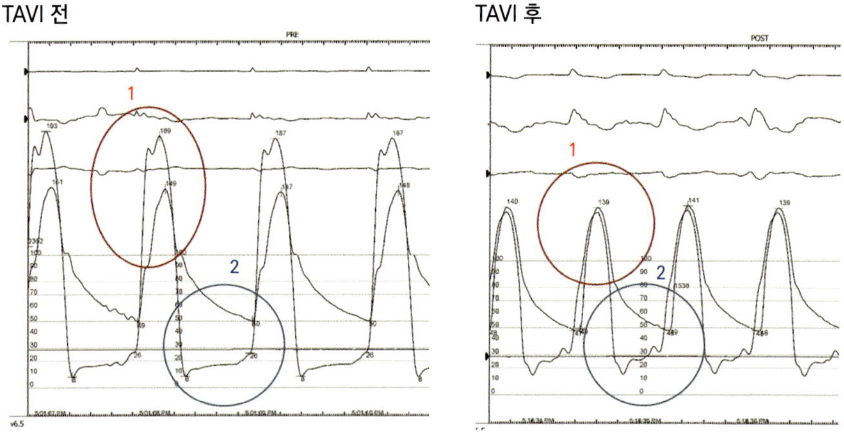

그림 2 TAVI 시술 전후 좌심실과 대동맥의 압력곡선의 변화

1. 수축기 압력 차이: 시술 전 명확하게 관찰되던 좌심실과 대동맥의 압력 차이가 시술 후 소실되어 대동맥판 협착이 TAVI 시술로 잘 치료되었음을 시사함(붉은색 원). **2**. 좌심실 이완기말압력이 TAVI 시술 후 의미있게 상승되어, 이완 기능의 악화와 좌심실 충만압의 증가를 시사함. 또한, 이 환자에서 AR index가 낮아 의미 있는 AR이 있을 가능성이 있어 심초음파 검사 등으로 확인을 요함(파란색 원).

2 승모판 협착(Mitral Stenosis, MS)

1) 경피적 승모판 성형술(percutaneous mitral valvuloplasty, PMV) 시행하기 전과 후에 LA와 LV의 압력을 동시에 측정

- LV의 압력 측정은 가이드 와이어를 LV로 삽입하고, 가이드 와이어를 통해 side hole 카테터를 LV 내 삽입하고, LA의 압력은 심방중격을 천자한 후 LA에 직접 카테터를 넣어서 측정한다.
- 만약에 LA 압력을 직접 측정하기 어려운 경우 즉, 시술을 시행하지 않고 진단적 필요성으로 시행하게 된다면, 폐모세혈관쐐기압력(PCWP)을 측정하여 LA의 압력을 추정한다. PCWP는 실제 LA 압력을 과대 평가(overestimation)할 수 있다고 알려져 있다.
- 심방세동으로 불규칙한 R-R 간격을 보이는 경우에는, 가능한 한 간격이 일정한 시점의 곡선을 획득한다.
- 압력 반감기(pressure half-time)는 LV 이완기 동안 LA와 LV 사이 압력 차이가 절반으로 줄어드는 데 걸리는 시간을 의미한다. MS가 심할수록 혈액이 LV로 원활히 이동하지 못해 LA 압력이 천천히 감소하게 되고, 이에 따라 pressure half-time이 길어지는 경향을 보인다(그림 3).

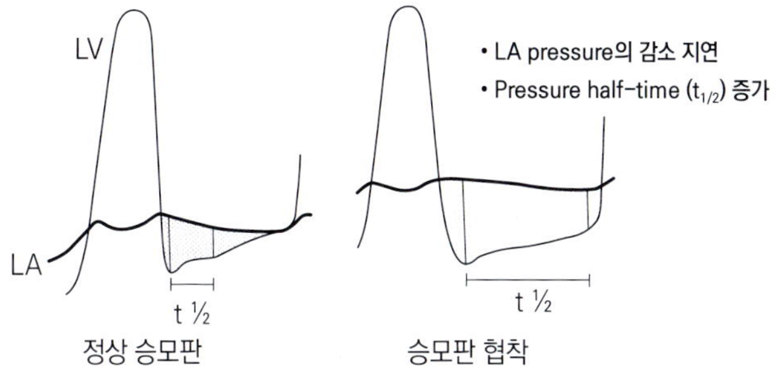

그림 3 정상 승모판과 승모판 협착에서의 좌심방과 좌심실 압력곡선의 특징

MS에서는 LV 이완기 동안, 좁아진 판막을 통해 LA에서 LV로 혈류가 유입된다. 이로 인해 LA 압력의 감소가 지연되고, LA와 LV 사이에 이완기 압력 차이가 발생한다.

- 성공적인 시술을 판단하기 위해, PMV 후에 MS에서 보이던 특징이 사라지고, LA와 LV의 이완기 압력 차이가 소실되는 것을 확인한다(그림 4).
- 이때, LA 압력곡선에서 수축기에 large V-wave가 관찰된다면, PMV의 합병증으로 급성 MR이 발생하였음을 시사하므로, 환자의 호흡곤란 상태를 확인하고, 심초음파 검사를 통하여 건삭파열 및 판막의 손상 여부를 신속히 확인한다(그림 5).

PMV 전 PMV 후

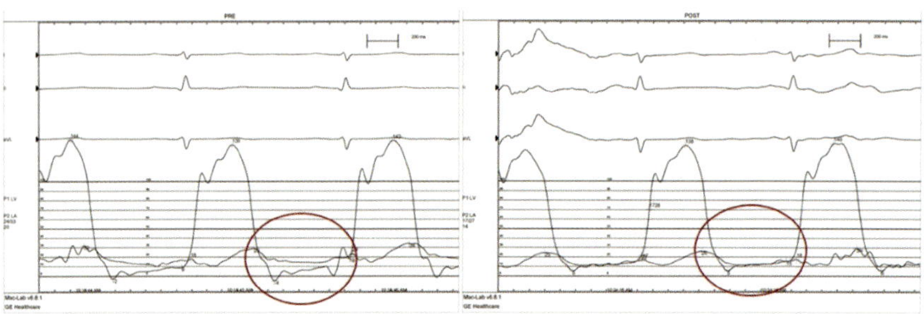

그림 4 승모판 협착에 대해 성공적인 PMV 전후의 좌심실과 좌심방의 압력곡선

PMV 전(좌측)에는 좌심방과 좌심실 사이에 이완기 압력 차이가 있고 좌심방 압력의 이완기 감소가 지연되는 특징이 관찰되나, PMV 후(우측)에는 좌심방과 좌심실의 압력곡선이 이완기에 붙어 있어 압력 차이가 해소된 소견이다.

PMV 전 PMV 후

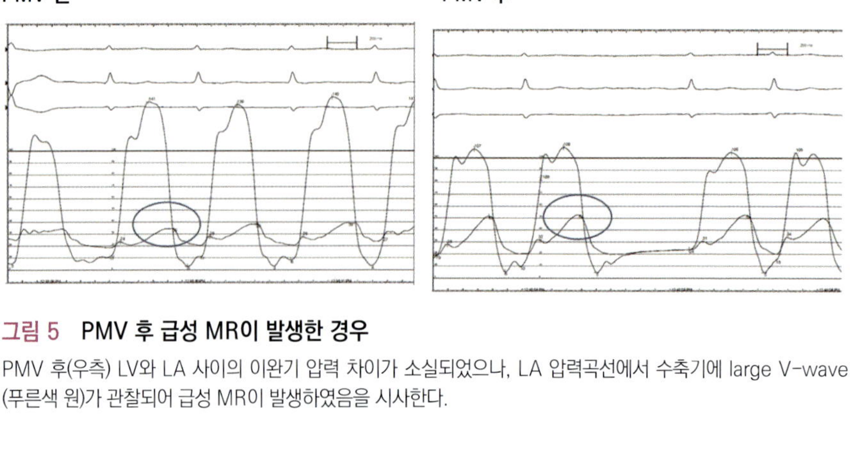

그림 5 PMV 후 급성 MR이 발생한 경우

PMV 후(우측) LV와 LA 사이의 이완기 압력 차이가 소실되었으나, LA 압력곡선에서 수축기에 large V-wave(푸른색 원)가 관찰되어 급성 MR이 발생하였음을 시사한다.

2) 승모판 치환술(조직판막) 후의 MS에 대한 판막 내 판막(Valve-in-Valve) 경피적 승모판 치환술(transcatheter mitral valve replacement, TMVR) 시행하기 전과 후에 LA와 LV의 압력을 동시에 측정

- 압력곡선을 얻는 방법은 PMV에서와 동일하다. 조직 판막의 변성 및 퇴행이 일어나면 MS만 생기는 경우도 있지만, 상당수에서는 MS와 MR이 함께 동반된다. 따라서 LA와 LV 사이의 이완기 압력 차이를 평가하면서, MR에 동반되는 LA 압력곡선의 V-wave도 함께 관찰해야 한다.

3 승모판 역류(Mitral Regurgitation, MR)

1) 경피적 승모판 클립 시술(transcatheter edge-to-edge repair of mitral valve, Mitral TEER) 시행하기 전과 후에 좌심방의 압력을 측정

- LA의 압력은 심방중격을 천자한 후 LA에 직접 카테터를 넣어서 측정한다.
- Mitral TEER의 경우 만성(chronic) MR에서 시행하므로, LV의 압력을 동시에 얻어 볼 수도 있지만, 실제 임상상황에서는 LV의 압력을 얻기 위해 추가적인 동맥 천자가 필요하므로 LA의 압력만을 얻어서 평가하기도 한다.
- 동맥천자를 통하여 대동맥에서 LV로 카테터를 넣어 LV의 압력을 동시에 얻을 수 있다면 LV와 LA의 압력 차이와 LVEDP를 평가할 수 있어 좀 더 환자의 전반적인 혈역학적 변화를 평가할 수 있다.
- MR의 압력곡선은 급성(acute)인지 만성(chronic)인지, 보상이 되는 상태(compensated)인지, 보상이 안되는 상태(decompensated)인지에 따라 다양한 특징을 보인다. Acute MR의 경우는 LV 수축기 압력, 즉 혈압이 낮고, LA의 수축기에 large V-wave가 관찰된다. 보상이 잘 되는 chronic MR의 경우는 LV 수축기 압력은 잘 보존되고 V-wave와 LVEDP 모두 낮게 유지되나, 비보상단계가 되면 V-wave가 높아지고 LVEDP가 상승한다(그림 6).

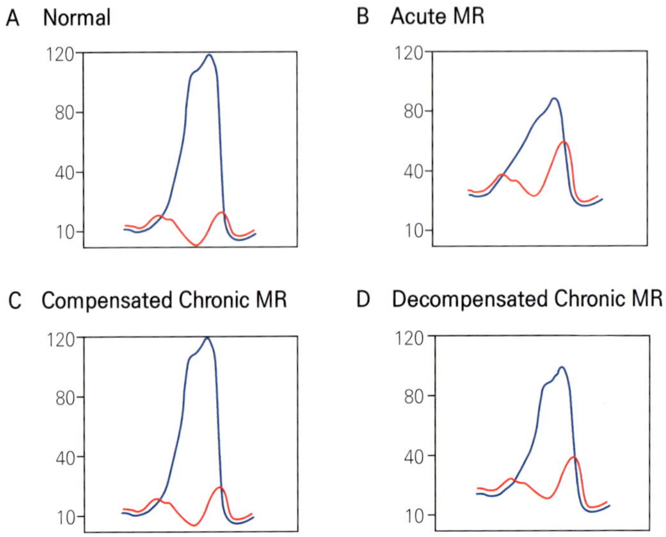

그림 6　다양한 MR 유형에 따른 LA의 압력곡선

정상적으로는 평균 좌심방압력은 낮으며(**A**), Acute MR의 경우 large LA V-wave가 관찰되고 LVEDP가 증가하며, LV의 peak pressure가 낮아짐(**B**). Chronic MR의 경우는 LV와 LA의 보상이 잘 되는 경우에는 V-wave와 LVEDP 모두 낮은 상태로 유지되지만(**C**), 보상이 되지 않으면 peak LA V-wave가 상승하고 LVEDP가 상승함(**D**).

J Am Heart Assoc 2014;3:e000748.

- 실제 사례를 통해 살펴보면, mitral TEER 전 LA 압력곡선에서 LV 수축기 동안 large V-wave가 관찰되었으나, 시술 후에는 그 크기가 감소한 것을 확인할 수 있다(그림 7). LV 압력곡선이 없어, LA 압력곡선만으로 급성 MR과 만성 비보상성 MR을 구분하기는 어려우나, 임상 경과 및 영상 소견(LA 크기, 심초음파 혈역학 등)을 통해 판단할 수 있다.

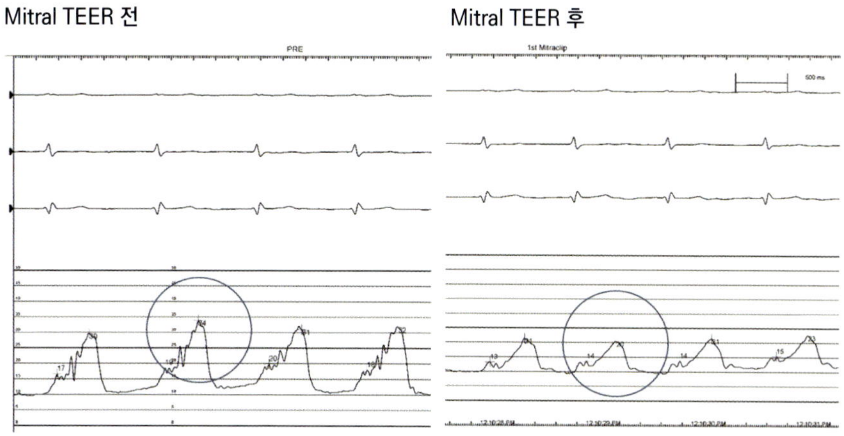

그림 7　Mitral TEER 전후의 LA 압력곡선

Mitral TEER 전, LA 압력곡선에서 LV 수축기 동안 뚜렷한 large V-wave(원)가 관찰되었으나, 시술 후에는 해당 파형이 감소하였다.

2) 승모판 치환술(조직판막) 후의 MR에 대한 Valve-in-Valve TMVR 시행하기 전과 후에 LA의 압력을 측정

- LA의 압력은 심방중격을 천자한 후 LA에 직접 카테터를 넣어서 측정한다.
- 수술로 치환된 조직판막의 역류가 발생하여 판막 내에 판막을 삽입하는 경우에는 대부분 뇌졸중 예방을 위하여 동맥천자를 통하여 경동맥에 기구 삽입을 하거나, 관상동맥이나 대동맥판의 이상이 동반되어 있어 대퇴동맥이나 요골동맥을 통한 동맥천자를 요하는 경우가 발생한다. 따라서, 이를 통해 대동맥에서 LV에 카테터를 삽입함으로써 LV 압력곡선을 얻을 수 있으며, LA 압력곡선과 함께 시술 전후의 혈역학적 변화를 면밀히 평가할 수 있다.
- TMVR 전 LA 압력곡선에서 LV 수축기에 관찰되는 large V-wave는 TMVR 후에 그 크기가 감소한다. TMVR 후에는 MR이 사라지고 LV에서 나가는 혈류가 많아지면서 LV 수축기 압력이 증가한다(그림 8).

TMVR (Valve-in-Valve) 전　　　　TMVR (Valve-in-Valve) 후

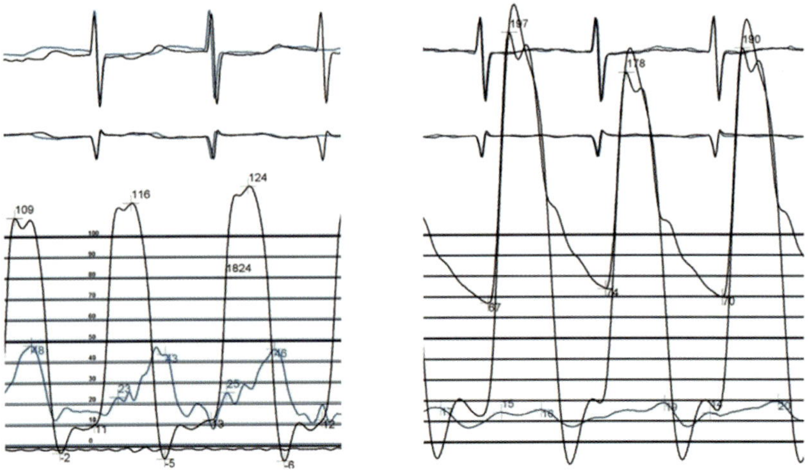

그림 8　Valve-in-Valve TMVR 전후의 LA 압력곡선

TMVR 전 LA 압력곡선에서 LV 수축기에 관찰되던 large V-wave가 시술 후에 사라진 것을 확인. 시술 전 LV 수축기 압력이 낮았으나, 시술 후에 승모판을 통해 역류되던 혈류가 앞으로 나가면서 LV 수축기 압력, 즉 대동맥의 압력이 상승함.

4 대동맥판 역류(Aortic Regurgitation, AR)

- 심초음파 기법의 발달로 인해 일반적으로 시행하지는 않지만, 좌심실 또는 대동맥 조영술로 AR을 진단하고 중증도를 평가할 수 있다.
- AR의 정도가 심할 경우 이완기 좌심실 압력이 크게 상승하는 것을 관찰할 수 있다(그림 9).

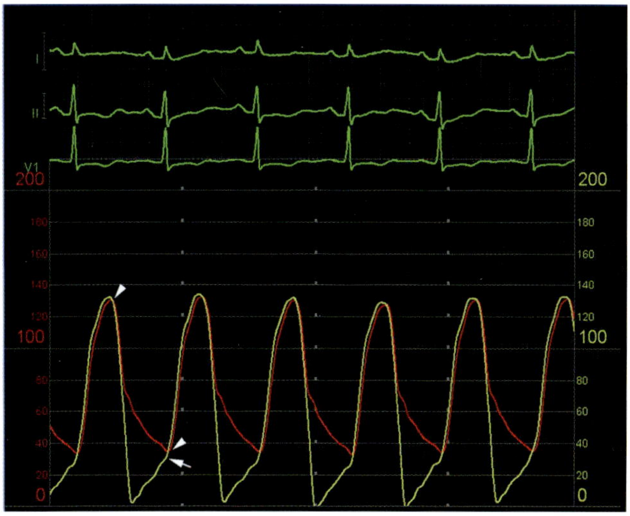

그림 9 AR에서 좌심실, 대동맥 압력곡선

이완기 전체에 걸친 좌심실 압력 상승이 관찰된다. 노란 선: 좌심실 압력곡선, 빨간 선: 대동맥 압력곡선.
Circulation 2012;126:e28-e29.

- 근래에는 주로 경피적 대동맥판 삽입술(transcatheter aortic valve implantation) 직후 대동맥 뿌리에 pigtail catheter를 두고 조영술을 시행하여 판막 및 판막주위 역류를 평가하는 데 이용된다(그림 10).
- 우심도자술은 임상적 필요 시 시행할 수 있으나, 질환에 특징적인 소견은 없다.

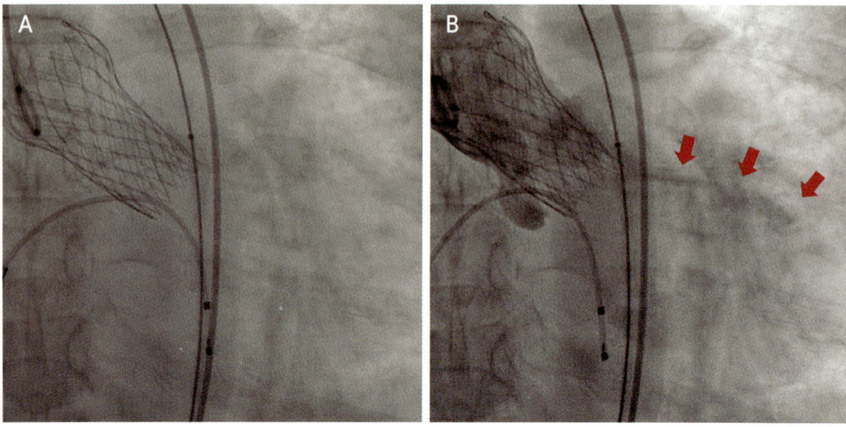

그림 10 경피적 대동맥판 삽입술 직후 시행한 혈관조영술

조영제 투여 전(A)과 비교해 조영제 투여 후(B) 판막주위 역류(빨간색 화살표)로 인해 좌심실이 조영된다.

5 삼첨판 역류(Tricuspid Regurgitation, TR)

- TR 환자에서 심초음파 소견이 임상상과 잘 맞지 않을 경우 우심도자술이 혈역학적 평가에 도움이 된다.
- 또한 폐고혈압의 정도가 TR에 대한 수술 또는 시술 후 예후와 밀접한 관련을 갖는 것으로 알려져 있으므로, 이들 침습적 치료의 결정 시에도 우심도자술을 활용할 수 있다.

1) 우심방 압력 측정

- 비침습적으로 우심방 압력을 평가할 때, 심초음파를 이용해 하대정맥의 직경과 호흡에 따른 변화를 관찰하여 평균 우심방 압력을 5, 10, 15 mmHg(또는 3, 8, 15)로 분류하는 것이 표준이다.
- 하지만 중증 TR 환자의 경우 하대정맥의 직경이 종종 증가해 있고 역류파가 collapsibility에 영향을 줄 수 있어 심초음파를 이용한 우심방 압력 추정이 부정확한 것으로 알려져 있다.

- 따라서 우심도자술을 이용해 우심방 압력을 정확히 측정하면 삼첨판 역류 환자의 용적 상태(volume status)를 정확히 평가할 수 있어 치료계획 수립에 도움을 준다.
- 적절한 치료를 받지 않았거나 아주 심한 TR 환자에서, 평균 우심방 압력이 심초음파에서 추정할 수 있는 상한치보다 높은 25–30 mmHg까지 관찰될 수 있다(그림 11).
- 중증의 TR 환자에서 우심방 압력은 상완 근위부의 말초정맥압력과 거의 동일한 값을 관찰할 수 있다(그림 11).
- 우심방 압력곡선에서 large V-wave가 보이는 경우 다량의 역류 또는 우심방의 순응도 저하를 시사하며, 이러한 환자의 심초음파에서는 간정맥의 수축기 역류파를 관찰할 수 있다(그림 12).

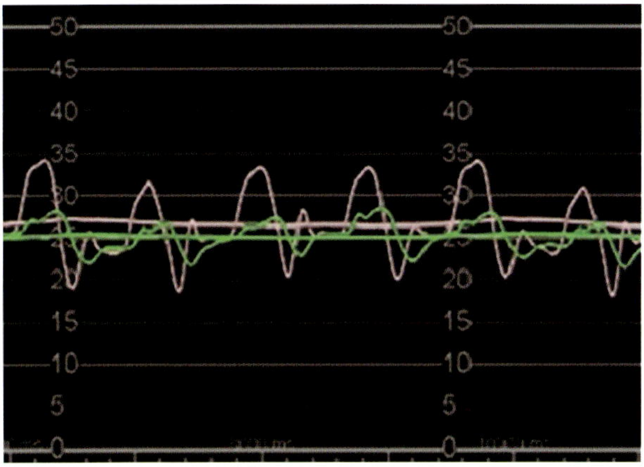

그림 11 중증 TR 환자의 우심방 압력곡선

평균 우심방 압력이 26 mmHg로 측정됨(분홍 선: 우심방 압력곡선, 초록 선: 말초정맥 압력곡선).

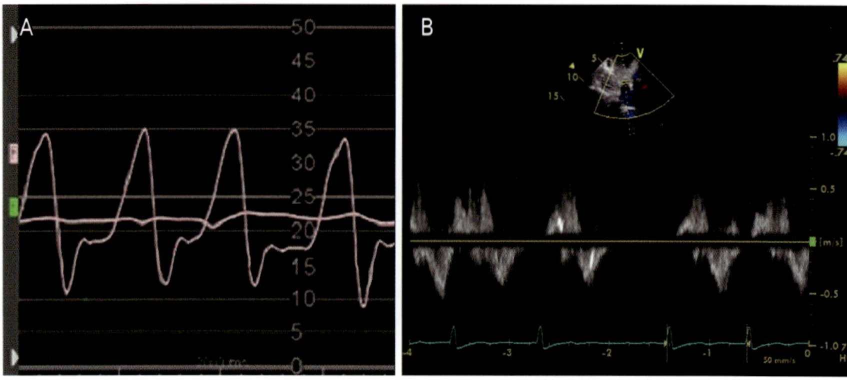

그림 12 우심방 압력곡선에서 관찰되는 large V-wave 및 간정맥 도플러 심초음파소견

평균 우심방 압력은 22 mmHg, V-wave는 35 mmHg로 측정되며(**A**, 분홍 선), 같은 환자의 심초음파에서 간정맥의 수축기 역류파가 관찰된다(**B**).

2) 폐동맥압 및 폐모세혈관쐐기압력 측정

- 폐동맥압이 높은 환자들은 TR 수술 후 사망률이 높다고 알려져 있어서 폐고혈압 동반 여부를 정확히 평가하는 것이 삼첨판 역류의 치료 방침 결정에 매우 중요하다.
- 하지만 TR이 심할 경우 유효 역류판구 면적(effective regurgitant orifice area)이 크고, 수축기 우심실과 우심방의 압력차가 빠르게 감소하므로, 베르누이 공식(simplified Bernoulli equation)을 이용해 수축기 폐동맥압을 계산하는 도플러 심초음파 기법이 부정확할 수 있다.
- 특히 massive 또는 torrential TR과 같이 EROA가 매우 커 laminar flow가 발생할 때에는, 연속형 도플러로 측정한 TR파의 최고 속도가 2 m/s 정도로 낮게 나오는 것으로 알려져 있어, 실제 폐동맥압을 저평가하게 된다(그림 13).
- 그에 반해 우심도자술은 수축기, 이완기 및 평균 폐동맥압에 대한 정확한 정보를 제공한다.
- 또한, 폐모세혈관쐐기압력을 측정하여 박출률 보존 심부전과 같은 좌심질환(left-sided heart disease)의 동반 여부를 확인함으로써, 삼첨판

역류의 원인 감별에 도움이 된다.

- 단, 해석 시 TR로 인해 좌심실의 전부하(preload)가 감소해 있는 점을 반드시 고려해야 한다.
- 마찬가지로, 폐동맥압과 폐혈관저항 역시 TR로 인해 감소해 있을 수 있다.

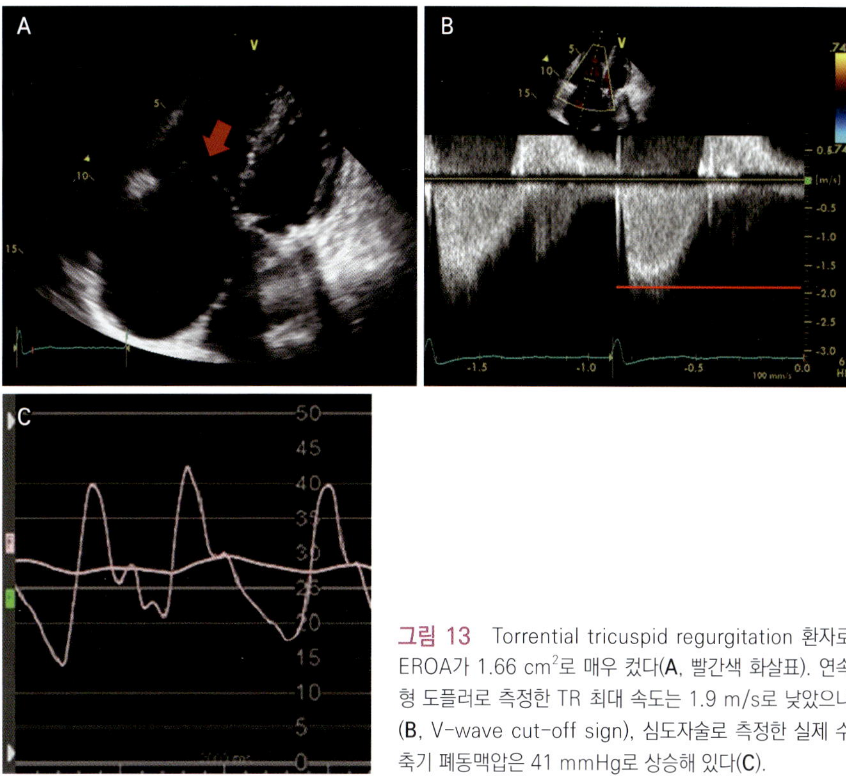

그림 13 Torrential tricuspid regurgitation 환자로 EROA가 1.66 cm^2로 매우 컸다(**A**, 빨간색 화살표). 연속형 도플러로 측정한 TR 최대 속도는 1.9 m/s로 낮았으나(**B**, V-wave cut-off sign), 심도자술로 측정한 실제 수축기 폐동맥압은 41 mmHg로 상승해 있다(**C**).

3) 심박출량 측정

중증 TR 환자에서 thermodilution method의 정확도에 대해서는 아직 논란의 여지가 있다. 따라서 Fick's formula를 함께 사용하는 것이 권장된다.

Reference

1. Alkhouli M, Elied MF, Nishimura RA, Rihal CS. The role of invasive hemodynamics in guideing contemporary transcatheter valve interventions. JACC Cardiovasc Interv 2021;14:2531-44.
2. Cigarroa RG, Lange RA, Williams RH, Bedotto JB, Hillis LD. Underestimation of cardiac output by thermodilution in patients with tricuspid regurgitation. Am J Med 1989;86(4):417-20.
3. Howard LS, Grapsa J, Dawson D, et al. Echocardiographic assessment of pulmonary hypertension: standard operating procedure. Eur Respir Rev 2012;21:239-48.
4. Lemarchand L, Auffret V, Le Breton H, et al. Echocardiographic estimation of pulmonary pressure in patients with severe tricuspid regurgitation. Heart 2024;110:366-72.
5. Lloyd JW, Rihal CS, Eleid MF. Hemodynamics rounds: Hemodynamics of mitral valve interventions. Cardiac cardiovasc Interv 2020;96:712-24.
6. Lurz P, Orban M, Besler C, et al. Clinical characteristics, diagnosis, and risk stratification of pulmonary hypertension in severe tricuspid regurgitation and implications for transcatheter tricuspid valve repair. Eur Heart J 2020;41:2785-95.
7. Minagoe S, Rahimtoola SH and Chandraratna PA. Significance of laminar systolic regurgitant flow in patients with tricuspid regurgitation: a combined pulsed-wave, continuous-wave Doppler and two-dimensional echocardiographic study. Am Heart J 1990;119:627-35.
8. Pighi M, Asga AW. Invasive hemodynamics of valvular heart disease. Intervent Cardiol Clin 2017;6:319-27.

Chapter 04

심낭질환과 심근병증

김다래, 홍다위 성균관대학교 의과대학 삼성서울병원 순환기내과

1 개요

- 우심도자술(RHC)은 심혈관질환의 혈역학적 진단에 있어 표준 검사로, 심초음파만으로 평가가 불충분한 경우 여전히 임상적으로 중요한 정보를 제공한다.
- RHC는 특히 협착심장막염(constrictive pericarditis)과 제한심근병증(restrictive cardiomyopathy) 간의 감별 진단에서 그 진단적 가치를 발휘한다.

2 심장 압전(Cardiac Tamponade)

- 심장 압전에서 RHC를 통한 침습적 평가가 필요한 경우는 드물다. 그럼에도 불구하고, 심장 수술 후와 같은 경우에는 폐동맥 카테터(PAC)가 이미 삽입되어 있을 수 있으며, 이러한 경우 RHC가 조기 진단에 도움이 될 수 있다.

- 심장 압전에서는 상승된 심낭 내 압력이 모든 심장 방에 동일하게 작용하고 상승된 심낭 압력은 심장 내압이 가장 낮은 이완기 동안 가장 큰 영향을 미치게 된다. 폐동맥 이완기압은 폐모세혈관쐐기압력(PCWP)과 유사하며, 이는 다시 좌심방(LA) 및 우심방(RA) 압력과 유사해진다. 따라서 심장 내 모든 이완기압과 폐동맥 이완기압이 균등화(equalization)되는 양상을 보인다.
- 또한, 조기 이완기 충만(early diastolic filling)이 감소하게 되며, 그 결과 RA 파형에서 y 파형 하강(y descent)이 감소하거나 소실되는 양상을 보인다(그림 1).

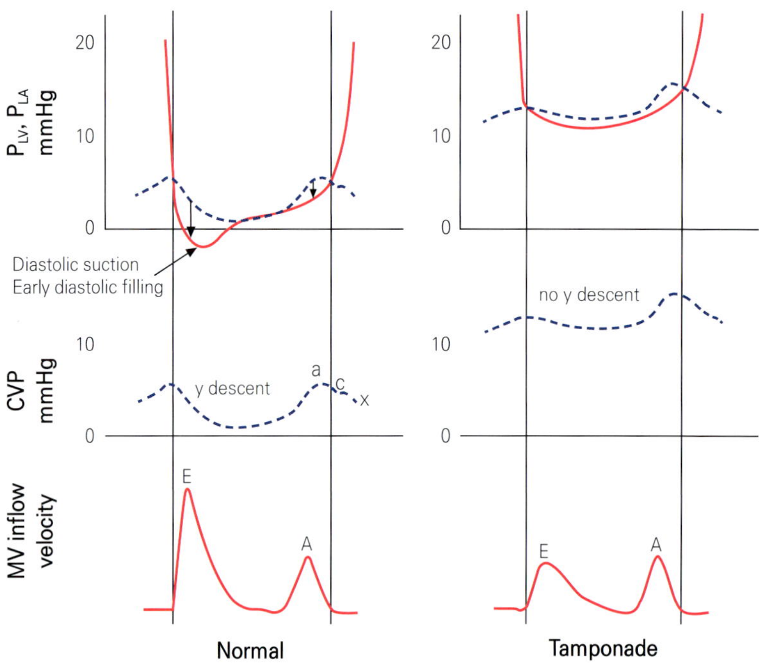

그림 1 심장 압전에서 심장 내압과 승모판 유입 파형

CHEST 2018;153(5):1266-75.

3 협착심장막염 vs. 제한심근병증 (Constrictive Pericarditis vs. Restrictive Cardiomyopathy)

- 협착심장막염은 두꺼워지고 섬유화되며 때때로 석회화된 심낭이 심장을 둘러싸는 병적 상태로, 이로 인해 심장의 충만에 이차적인 이상이 발생하는 질환이다. 제한심근병증은 심근 자체의 원발성 질환으로, 심근의 경직 증가(myocardial stiffness)로 인해 심실 충만압이 빠르게 상승하는 질환이다.
- 두 질환 모두에서 이완기 충만이 제한되기 때문에 LA의 압력이 올라가게 되고, 높아진 LA 압력으로 인해 충만이 제한되지 않는 초기에 빠른 좌심실(LV) 충만이 일어나지만, 이완기말에 도달할수록 심낭에 의한 심실 충만이 제한되기 때문에 이완기말의 갑작스러운 압력 상승이 일어난다.
- 이는 심방 압력 파형의 빠른 y 하강(rapid y descent) 소견으로 나타나고, 심실 파형에서는 dip-and-plateau (square root sign, 그림 2의 * 표기) 소견으로 나타난다. 또한, 흡기 시 하대정맥을 통한 정맥 환류가 증가하게 되면서, 이미 압력이 높은 RA로 들어가는 상대정맥의 혈류와 경쟁이 발생하게 된다.
- 그 결과, 흡기 중에도 경정맥압이 오히려 상승하거나 감소하지 않는 현상이 나타나며(Kussmaul's sign), 이 소견은 두 질환 모두에서 관찰될 수 있다(그림 3).

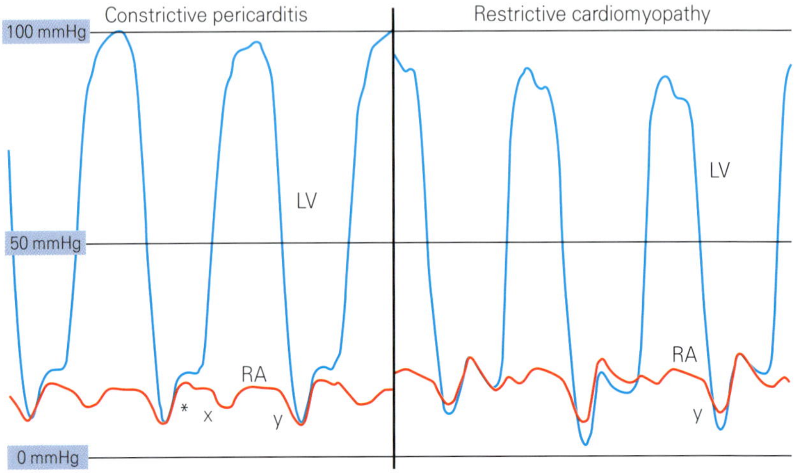

그림 2 협착심장막염과 제한심근병증에서의 우심방 압력 파형

∗ Square root sign.
J Am Coll Cardiol 2016;68:2329-47.

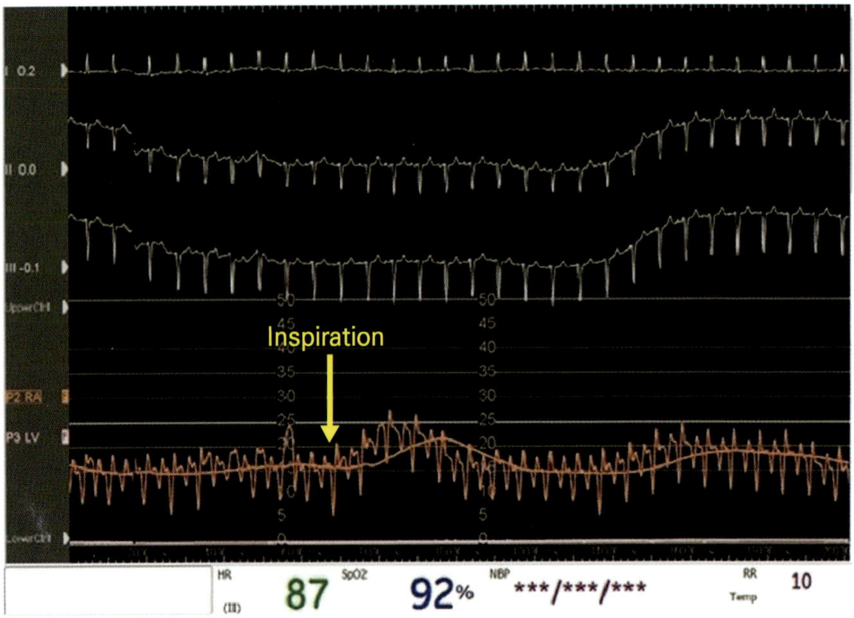

그림 3 Kussmaul's sign

- 제한심근병증과 구분되는 협착심장막염의 소견은 심실 상호의존성(ventricular interdependence)이다.
- 협착심장막염의 주된 혈역학적 특징은 호흡 주기 동안 심장이 이완기에 수용할 수 있는 혈액의 총량이 제한되는 것이고 이는 심실 상호의존성을 발생시킨다. 탄성(compliance)이 떨어진 심막이 전반적으로 심방, 심실로 이완기 충만을 억제함으로써 모든 심방, 심실의 이완기 압력이 균등화된다.
- 호흡에 따라서 심실 충만의 양상이 변화하게 되는데, 흡기 시 흉곽 내 압력이 감소되면서 흉곽 내에 있는 폐정맥의 압력은 감소되지만, 딱딱한 심낭으로 둘러싸인 LA는 압력이 감소되지 않아서(intrathoracic-intracavitary dissociation) LV의 충만이 감소하고, 비탄력적인 심낭과 상대적으로 고정된 심막 내 부피 환경에서는 RV의 충만이 증가하게 된다. 호기 시에는 반대의 현상이 나타난다(그림 4).
- 호흡주기에 따른 이러한 혈역학적 특징 때문에 호흡주기에 따른 LV와 RV의 수축기 혈압의 증가와 감소가 불일치(discordant)하게 된다(그림 5).

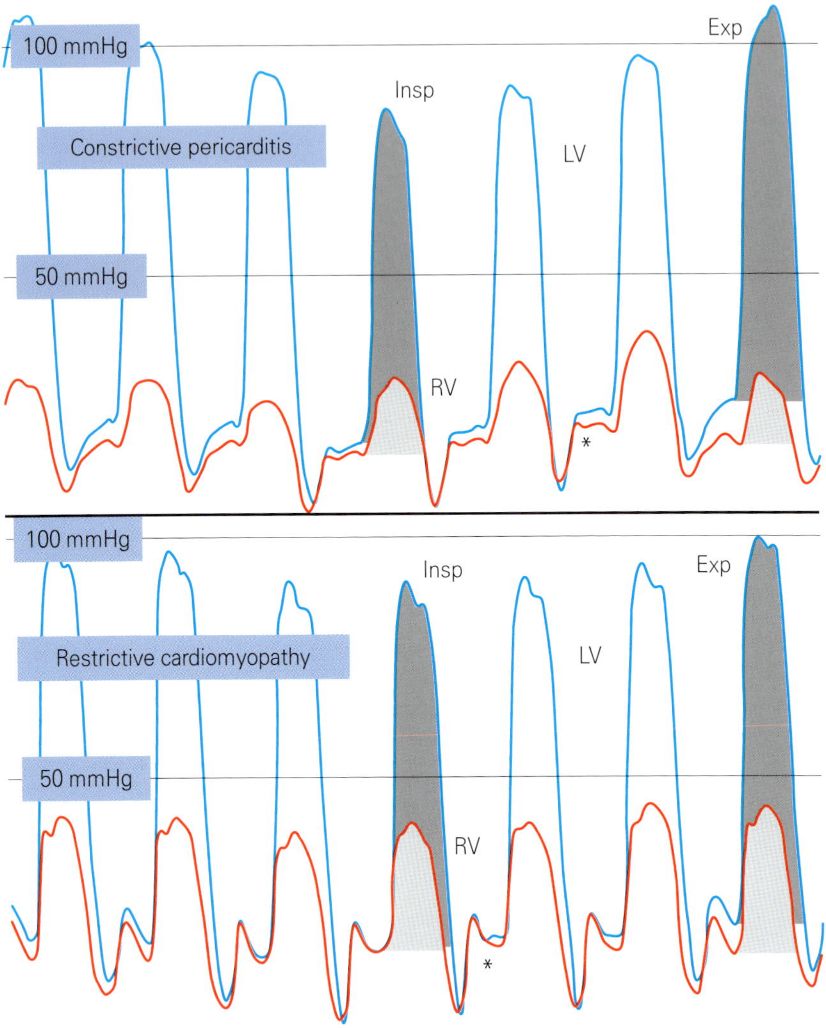

그림 4 협착심장막염과 제한심근병증에서의 좌우 심실 동시 혈역학 평가

협착심장막염에서의 좌심실(LV, 파란색)과 우심실(RV, 주황색) 혈역학적 압력곡선. 이완기말 충만 압력이 상승되어 있으며, 양쪽 압력곡선에서 모두 "square root" 모양의 징후(*)가 관찰된다. 또한, 심실 상호의존성(ventricular interdependence)이 나타나는데, 흡기(Insp)와 호기(Exp) 동안 우심실(회색) 및 좌심실(진회색) 압력곡선 아래 면적이 함께 표시되어 있다. 흡기 시, 우심실 압력곡선의 면적은 증가하고 좌심실 압력곡선의 면적은 감소하는 양상이 관찰된다. (하단) 제한심근병증에서의 좌심실 및 우심실 압력곡선. 이완기말 충만 압력이 상승되어 있고 square root 징후(*)도 존재하지만, 심실 상호의존성 증가는 보이지 않는다.
J Am Coll Cardiol 2016;68:2329-47.

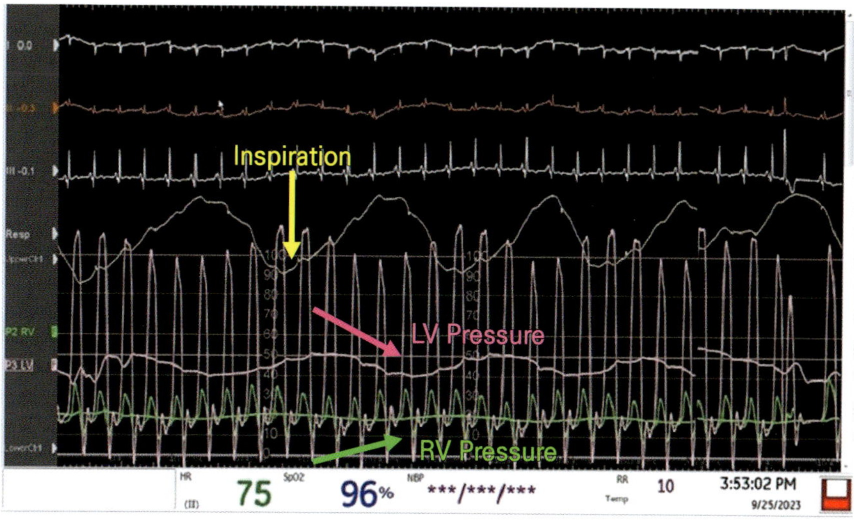

그림 5 협착심장막염에서 호흡에 따른 심실 의존성

- 반면에 제한심근병증에서는 흉강 내압과 심장 내압 간 분리현상이 관찰되지 않고 호흡주기에 따른 영향이 심장에도 동일하게 작용한다. 따라서 호흡주기에 따른 LV와 RV의 수축기 혈압의 증가와 감소가 일치(concordant)하며 심실 상호의존성도 관찰되지 않는다(그림 4).
- 표 1은 협착심장막염과 제한심근병증의 우심도자술 소견을 핵심적으로 정리하여 비교한 것이다.

표 1 협착심장막염과 제한심근병증의 우심도자술 특징

	협착심장막염	제한심근병증
우심방 압력 상 prominent Y descent	+	+
심실 압력의 dip-and-plateau 패턴	+	+
Kussmaul's sign	+	+
모든 심방, 심실 압력 평준화	+	– (Less prominent)
호흡에 따른 ventricular interdependence	Discordant	Concordant

4 비대심근병증(Hypertrophic Cardiomyopathy, HCMP)

- Doppler를 이용한 심초음파는 HCMP에서 동적(dynamic) 좌심실 유출로(left ventricular outflow tract, LVOT) 폐쇄(obstruction) 평가에 대체로 충분하지만, 좌심실내강의 압력 측정에는 한계가 있다.
- 특히, HCMP에서는 승모판 역류가 흔하게 동반되며, 이는 dynamic LVOT obstruction을 평가하는 Doppler 신호에 혼선을 줄 수 있다.
- 또한, 일부 환자에서는 심실 내 높은 속도 흐름이 dynamic LVOT 압력차로 오인될 수 있고, 이러한 경우에는 LV와 대동맥 압력을 동시에 측정하는 침습적 방법이 진단에 유용할 수 있다.
- HCMP의 침습적 평가에서의 spike와 dome 패턴은 수축기 동안 대동맥 압력곡선에서 관찰되는 특징적인 형태로, dynamic LVOT obstruction을 시사하는 소견이다.
- 여기서 spike는 LV가 수축할 때 나타나는 초기 대동맥 압력의 급격한 상승, dome은 수축기 중기에 비후된 중격과 승모판의 수축기 전방이동(systolic anterior motion)에 의해 발생하는 폐쇄로 인해 압력이 감소하는 구간을 나타낸다.

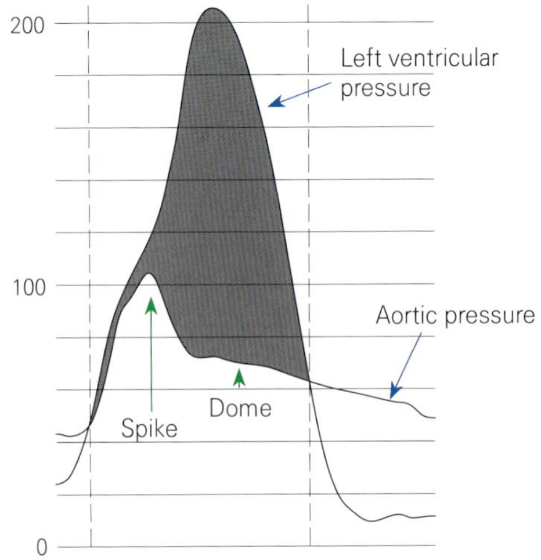

그림 6 비대심근병증에서 spike와 dome 패턴

Available from: https://thoracickey.com/hypertrophic-cardiomyopathy-31/

- 또한 안정 시 dynamic LVOT obstruction이 없는 경우 Brockenbrough-Braunwald-Morrow sign을 확인하거나 약물 유발 검사를 통해 dynamic LVOT obstruction을 평가할 수 있다.
- Brockenbrough-Braunwald-Morrow sign: 심실 조기 수축을 유발하면, compensatory pause가 생긴 후 다음 박동에서 LV 수축력은 강해지고 LV 압력이 증가하는데, HOCM에서는 dynamic LVOT obstruction이 유발되거나 심해지면서 대동맥압은 오히려 감소하는 역설적인 현상이 나타난다.
- Brockenbrough-Braunwald-Morrow sign은 LV catheterization을 통해 확인할 수 있다. 가이딩 카테터(guiding catheter)를 상행대동맥(ascending aorta)에 위치시키고, 동일한 카테터를 통해 0.014" pressure wire를 LV 내강에 위치 후, pressure wire를 이용해 LV 벽을 조심스럽게 자극하여 심실 조기 수축을 유발하며 동시에 대동맥과 LV 내 압력을 측정하는 방식으로 검사를 진행할 수 있다(그림 7).

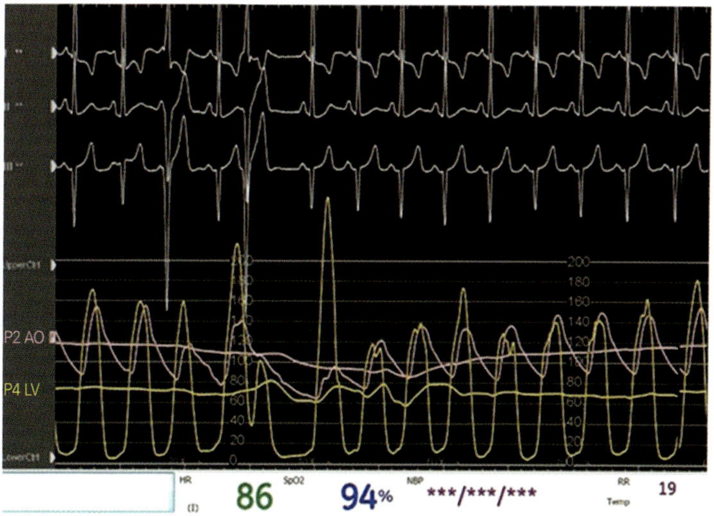

그림 7 비대심근병증에서 Brockenbrough-Braunwald-Morrow sign

Reference

1. Cui H, Nguyen A, Schaff HV. The Brockenbrough-Braunwald-Morrow sign. J Thorac Cardiovasc Surg 2018;156:1614-5.
2. Geske JB, Anavekar NS, Nishimura RA, Oh JK, Gersh BJ. Differentiation of Constriction and Restriction: Complex Cardiovascular Hemodynamics. J Am Coll Cardiol 2016;68:2329-47.
3. Kearns MJ, Walley KR. Tamponade: Hemodynamic and Echocardiographic Diagnosis. Chest 2018;153:1266-75.
4. Sherrid MV, Wever-Pinzon O, Shah A, Chaudhry FA. Reflections of inflections in hypertrophic cardiomyopathy. J Am Coll Cardiol 2009;54:212-9.
5. Sorajja P, Borlaug BA, Dimas VV, et al. SCAI/HFSA clinical expert consensus document on the use of invasive hemodynamics for the diagnosis and management of cardiovascular disease. Catheter Cardiovasc Interv 2017;89:E233-e47.

Chapter 05

폐고혈압 환자에서 우심도자술

황경국 충북대학교 의과대학 충북대학교병원 심장내과
장영우 가천대학교 의과대학 가천대 길병원 심장내과

1 폐고혈압(Pulmonary Hypertension, PH)의 분류와 폐고혈압의 정의

- WHO가 발표한 현재의 5개 그룹 범주는 최종적으로 2019년 제6회 WSPH에서 최종 개정되었다(표 1).
  - Group I PH: 폐동맥 고혈압(pulmonary arterial hypertension, PAH)
  - Group II PH: 좌측심장질환(left heart disease, LHD)으로 인한 PH (PH-LHD)
  - Group III PH: 폐질환 및 저산소증에 의해 발생하는 PH
  - Group IV PH: 폐동맥 폐색 또는 만성 혈전색전증에 의한 PH (chronic thromboembolic PH, CTEPH)
  - Group V PH: 복잡하거나 알려지지 않은 병인에 의해 발생하는 PH
- 폐고혈압의 정의는 2015년 ESC/ERS 폐고혈압 가이드라인에서 휴식 시 평균폐동맥압(mean pulmonary artery pressure, mPAP) ≥ 25 mmHg이었으나, 2018년 제6회 WSPH에서는 mPAP > 20 mmHg으로 수정 제안되었으며, 가장 최근의 2022년 ESC/ERS 가이드라인에서는

이를 반영하여 mPAP > 20 mmHg으로 개정되었다(표 2). 또한 2022년 ESC/ERS 폐고혈압 가이드라인에서는, 기존의 폐혈관 저항(pulmonary vascular resistance, PVR) > 3 Woods unit에서 > 2 Woods unit으로 기준이 하향조정되었다.

표 1 **폐고혈압의 분류**

1. PAH
1.1 Idiopathic PAH
1.2 Heritable PAH
1.3 Drug- and toxin-induced PAH
1.4 PAH associated with:
1.4.1 Connective tissue disease
1.4.2 HIV infection
1.4.3 Portal hypertension
1.4.4 Congenital heart disease
1.4.5 Schistosomiasis
1.5 PAH long-term responders to calcium channel blockers
1.6 PAH with overt features of venous/capillaries (PVOD/PCH) involvement
1.7 Persistent PH of the newborn syndrome
2. PH caused by left heart disease
2.1 PH caused by heart failure with preserved left ventricular ejection fraction (LVEF)
2.2 PH caused by heart failure with reduced LVEF
2.3 Valvular heart disease
2.4 Congenital/acquired cardiovascular conditions leading to postcapillary PH
3. PH caused by lung diseases and/or hypoxia
3.1 Obstructive lung disease
3.2 Restrictive lung disease
3.3 Other lung disease with mixed restrictive/obstructive pattern
3.4 Hypoxia without lung disease
3.5 Developmental lung disorders
4. PH caused by pulmonary artery obstructions
4.1 Chronic thromboembolic PH
4.2 Other pulmonary artery obstructions

5. PH with unclear and/or multifactorial mechanisms
- 5.1 Hematological disorders
- 5.2 Systemic and metabolic disorders
- 5.3 Others
- 5.4 Complex congenital heart disease

LVEF, left ventricular ejection fraction; PAH, pulmonary arterial hypertension; PCH, pulmonary capillary hemangiomatosis; PVOD, pulmonary veno-occlusive disease.

Adapted from Table 2 of "Hemodynamic definitions and updated clinical classification of pulmonary hypertension" by Simonneau et al. Eur Respir J 2019;53:1801913.

표 2 폐고혈압의 혈역학적 정의

Definition	5th World symposium of PH (2013)			
	mPAP	PCWP	PVR	DPG
Group I PH (PAH)	≥25 mmHg	≤15 mmHg	>3 WU	N/A
Group II PH		>15 mmHg	N/A	N/A
IpcPH			≤3 WU	<7 mmHg
CpcPH			>3 WU	≥7 mmHg
	6th World symposium of PH (2019)			
Group I PH (PAH)	>20 mmHg	≤15 mmHg	>3 WU	N/A
Group II PH		>15 mmHg	N/A	N/A
IpcPH			≤3 WU	N/A
CpcPH			>3 WU	N/A
	2022 ESC/ERS Guideline (2022)			
Group I PH (PAH)	>20 mmHg	≤15 mmHg	>2 WU	N/A
Group II PH		>15 mmHg	N/A	N/A
IpcPH			≤2 WU	N/A
CpcPH			>2 WU	N/A

CpcPH, combined pre- and post-capillary pulmonary hypertension; cPH, isolated post-capillary pulmonary hypertension; DPG, diastolic pressure gradient; IpPAP, pulmonary artery pressure; PCWP, pulmonary capillary wedge pressure; PH, pulmonary hypertension; PVR, pulmonary vascular resistance; WU, wood unit.

Adapted with modifications from Table 1 of "Pulmonary Hypertension in Heart Failure." by Jang et al. Int J Heart Fail 2021;3(3):147-59.

2 우심도자술(RHC)의 적응증

1) 최고 삼첨판 역류 속도(maximal tricuspid regurgitation velocity, TRV)와 TRV로 유도된 삼첨판 역류 압력 경사(tricuspid regurgitation pressure gradient, TRPG)를 기반으로 폐고혈압을 추정하도록 권장한다(그림 1).
2) 최고 TRV가 2.8 m/s 이하: 표 3의 폐고혈압의 심초음파적 징후가 있는 경우에만 폐고혈압으로의 진행을 의심하여 추후에도 심초음파 추적검사를 권장한다.
3) TRV가 2.9–3.4 m/s인 경우: 폐고혈압의 심초음파적 징후가 있을 경우 우심도자술을 시행하고, 없을 때는 심초음파 추적만 하도록 권고한다.
4) TRV가 3.4 m/s을 초과: 우심도자술을 통해 정확한 혈역학적 평가를 하도록 한다(그림 1).

표 3 폐고혈압의 심초음파적 징후

A: The ventricles	B: Pulmonary artery	C: Inferior vena cava and RA
RV/LV basal diameter/area ratio > 1.0	RVOT AT < 105 ms and/or mid-systolic notching	IVC diameter > 21 mm with decreased inspiratory collapse (< 50% with a sniff or < 20% with quiet inspiration)
Flattening of the interventricular septum (LVEI > 1.1 in systole and/or diastole)	Early diastolic pulmonary regurgitation velocity > 2.2 m/s	RA area (end-systole) > 18 cm^2
TAPSE/sPAP ratio < 0.55 mm/mmHg	PA diameter > Aortic root diameter PA diameter > 25 mm	

IVC, inferior vena cava; LV, left ventricle; LVEI, left ventricle eccentricity index; PA, pulmonary artery; RA, right atrium; RV, right ventricle; RVOT AT, right ventricular outflow tract acceleration time; sPAP, systolic pulmonary arterial pressure; TAPSE, tricuspid annular plane systolic excursion; TRV, tricuspid regurgitation velocity.

Adapted from Table 10 of "2022 ESC/ERS Guidelines for the diagnosis and treatment of pulmonary hypertension" by Humbert et al. Eur Heart J 2022;43:3618-731.

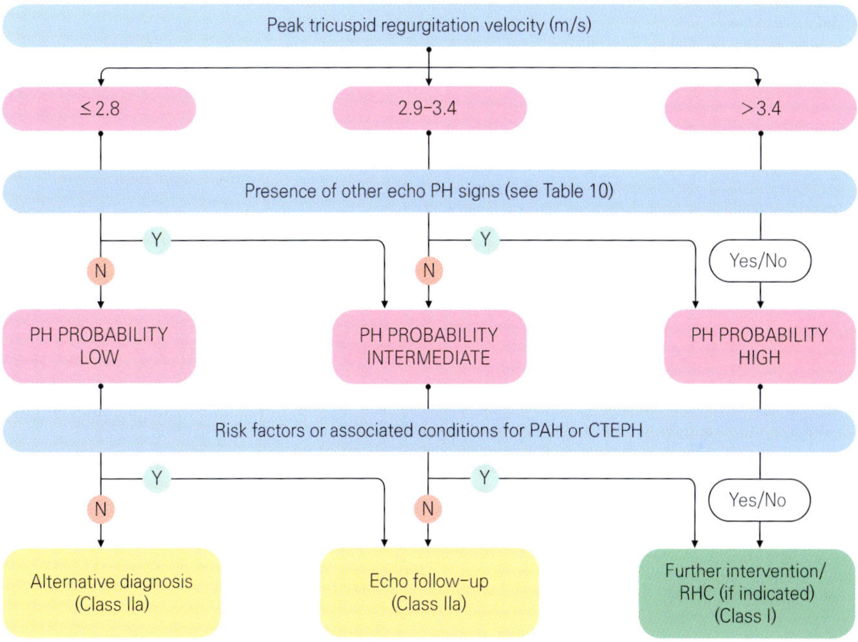

그림 1 심초음파를 이용한 폐고혈압 추정 및 추가적 평가를 위한 권장사항

CTEPH, chronic thrombo-embolic pulmonary hypertension; echo, echocardiography; LHD, left heart disease; N, no; PAH, pulmonary arterial hypertension; PH, pulmonary hypertension; RHC, right heart catheterization; TRV, tricuspid regurgitation velocity; Y, yes.

Adapted from Figure 5 of "2022 ESC/ERS Guidelines for the diagnosis and treatment of pulmonary hypertension" by Humbert et al. Eur Heart J 2022;43:3618-731.

3 RHC를 통한 폐고혈압의 그룹별 감별방법

우심도자술은 폐고혈압의 정확한 진단과 분류에 핵심적인 역할을 한다(표 4).

(1) Group 1 vs. Group 2

- Group 1과 Group 2의 감별: 우심도자술 시 baseline PCWP가 13–15 mmHg로 경계선인 경우, 수액 부하(normal saline 500 mL over 5–10분) 또는 운동 부하를 통해 PCWP 반응을 평가할 수 있다. Group 2에서는 PCWP가 현저히 상승하는 반면, Group 1에서는 큰 변화가 없다.

(2) Group 3

- 우심도자술에서 pre-capillary PH 패턴(mPAP > 20 mmHg, PCWP ≤15 mmHg, PVR ≥ 2 WU)을 보이며, 동반된 폐질환(예: 만성폐쇄성 폐질환, 간질성 폐질환, 수면무호흡 등)이 명확할 경우 Group 3로 분류 가능하다.
- 산소보충 하에도 심한 저산소혈증 및 폐기능검사상 폐 질환이 동반되었는지가 중요 감별 포인트이다.

(3) Group 4

- 우심도자술에서 역시 pre-capillary PH 패턴을 보이지만, ventilation-perfusion (V/Q) scan 또는 pulmonary angiography를 통한 만성 폐 혈전 존재 여부 확인이 필수이다.
- 조직학적 또는 영상학적으로 폐혈관 재형성 및 동맥화 변화가 동반될 수 있어, 영상 기반 진단이 감별에 결정적 역할을 한다.

표 4 우심도자술을 통한 폐고혈압의 그룹별 감별진단

Definitions	mPAP	PCWP	PVR	Clinical groups
Pre-capillary PH	>20 mmHg	≤15 mmHg	>2 WU	1, 3, 4 and 5
Isolated post-capillary PH (IpcPH)	>20 mmHg	>15 mmHg	≤2 WU	2 and 5
Combined pre- and post-capillary PH (CpcPH)	>20 mmHg	>15 mmHg	>2 WU	2 and 5

CpcPH, combined pre- and post-capillary pulmonary hypertension; DPG, diastolic pressure gradient; IpcPH, isolated post-capillary pulmonary hypertension; mPAP, mean pulmonary artery pressure; PCWP, pulmonary capillary wedge pressure; PH, pulmonary hypertension; PVR, pulmonary vascular resistance; WU, wood unit.

4 혈관반응성 검사(Vasoreactivity Test)

1) 검사의 정의 및 적응증

폐동맥 고혈압에서 혈관반응성 검사의 목적은, 고용량 칼슘채널차단제(calcium channel blocker, CCB) 치료를 시행할 수 있는 환자를 선별하기 위해 급성 혈관반응 여부를 평가하는 것이다. 폐 혈관반응성 검사는 특발성 폐동맥 고혈압(idiopathic PAH, IPAH), 유전성 폐동맥 고혈압(hereditary PAH, HPAH), 또는 약물 유발성 폐동맥 고혈압(drug-induced PAH, DPAH) 환자에게만 권장된다. 흡입형 일산화질소(nitric oxide, NO), 아데노신(adenosine), 또는 흡입형 일로프로스트(iloprost)가 혈관반응성 검사를 위한 권장 검사 물질이다. 급성 혈관반응성 검사는 mPAP가 10 mmHg 이상 감소하면서 절대값이 40 mmHg 이하에 도달하고, 심박출량(cardiac output, CO)이 증가하거나 유지되는 경우를 혈관반응성 양성(positive vasoreactivity)으로 정의한다. 좌심부전에 의한 폐고혈압(PH-LHD) 환자에서는 심장이식 후보자 평가를 위해 혈관반응성 검사를 제한적으로 시행한다.

2) 검사 방법

(1) 일산화질소

검사 중 환자는 일반적으로 5분 동안 순수 산소(논문에 따라서는 reservoir mask 6 L/min에서 100% 산소까지)를 흡입한다. 만약 폐동맥압이 산소만으로 정상화된다면(저산소성 혈관수축을 나타냄), 추가적인 혈관반응성 검사는 필요 없으며 환자는 산소 요법으로 치료하면 된다. 환자가 산소 요법에 반응하지 않는다면 급성 혈관반응성 검사를 진행해야 한다. 환자는 마스크를 통해 산소와 NO를 흡입한다. NO는 10-20 ppm 농도를 흡입 후 10분 후 혈역학적 평가를 시행한다.

(2) 아데노신

정맥 내 50 μg/kg/min에서 시작하여 최대 250-350 μg/kg/min까지 50 μg/kg/min씩 증가시키면서 주입한다. 아데노신의 부작용으로는 서맥, 심장 차단, 가슴 통증, 호흡곤란 및 저혈압이 있으며, 목표 용량에 도달하지 못할 정도로 심각할 수 있다.

(3) 일로프로스트

네블라이저 회로를 통해 투여되며, 0.9% 생리식염수 5 mL에 희석된 50 μg이 시작 용량 2.5 μg으로 투여되며 최대 5 μg까지 증가시킨다.

3) 검사결과의 해석

급성 혈관반응성 검사 중 평균 PCWP의 눈에 띄는 증가는 PH-LHD (WHO Group 2 PH)를 시사한다. 일반적으로, 혈관반응성 검사 시 양성반응은 특발성 PAH 환자 중 약 12.6%에서 관찰되며, 국내 데이터에서는 15%로 보고된 바 있다. 이들 환자 중 절반만이(6.8%) 고용량의 CCB에 대한 효과를 보인다. 급성 반응자들은 니페디핀, 딜티아젬 또는 암로디핀과 같은 고용량 장기 작용형 CCB로 치료해야 한다.

Reference

1. Ahn JH, Kang BJ, Hong SI, et al. Clinical characteristics and survival of Korean idiopathic pulmonary arterial hypertension patients based on vasoreactivity. J Korean Med Sci 2014;29:1665-71.
2. Frantz RP, Leopold JA, Hassoun PM, et al. Acute vasoreactivity testing during right heart catheterization in chronic thromboembolic pulmonary hypertension: Results from the pulmonary vascular disease phenomics study. Pulm Circ 2023;13(1):e12181.
3. Gali N, McLaughlin VV, Rubin LJ, Simonneau G. An overview of the 6th World Symposium on Pulmonary Hypertension. Eur Respir J 2019;53:1802148.
4. Hardin EA, Araj FG. Letter by Hardin and Araj Regarding Article, "Role of Pulmonary Artery Wedge Pressure Saturation During Right Heart Catheterization: A Prospective Study". Circ Heart Fail 2021;14:e008158.
5. Hoeper MM, Olschewski H, Ghofrani HA, et al. A comparison of the acute hemodynamic effects of inhaled nitric oxide and aerosolized iloprost in primary pulmonary hypertension. German PPH study group. J Am Coll Cardiol 2000;35(1):176-82.
6. Humbert M, Kovacs G, Hoeper MM, et al. 2022 ESC/ERS Guidelines for the diagnosis and treatment of pulmonary hypertension. Eur Heart J 2022;43:3618-731.
7. Jang AY, Park SJ, Chung WJ. Pulmonary Hypertension in Heart Failure. Int J Heart Fail 2021;3(3):147-59.
8. Maron BA, Kovacs G, Vaidya A, et al. Cardiopulmonary Hemodynamics in Pulmonary Hypertension and Heart Failure: JACC Review Topic of the Week. J Am Coll Cardiol 2020;76:2671-81.
9. Simonneau G, Montani D, Celermajer DS, et al. Haemodynamic definitions and updated clinical classification of pulmonary hypertension. Eur Respir J 2019;53:1801913.
10. Sitbon O, Brenot F, Denjean A, et al. Inhaled nitric oxide as a screening vasodilator agent in primary pulmonary hypertension. A dose-response study and comparison with prostacyclin. Am J Respir Crit Care Med 1995;151(2 Pt 1):384-9.
11. Sitbon O, Humbert M, Jagot J, et al. Inhaled nitric oxide as a screening agent for safely identifying responders to oral calcium-channel blockers in primary pulmonary hypertension. Eur Respir J 1998;12:265-70.
12. Sitbon O, Humbert M, Jas X, et al. Long-Term Response to Calcium Channel Blockers in Idiopathic Pulmonary Arterial Hypertension. Circulation 2005;111:3105-11.
13. Tea I, Hussain I. Under Pressure: Right Heart Catheterization and Provocative Testing for Diagnosing Pulmonary Hypertension. Methodist Debakey Cardiovasc J 2021;17(2):92-100.

Chapter 06

선천성 심장질환 환자에서 우심도자술

김 미 나 고려대학교 의과대학 고려대학교안암병원 순환기내과

배 대 환 부천세종병원 심장내과, **김 정 윤** 부천세종병원 소아청소년과

1 개요

- 의학의 발전과 더불어 대부분의 선천성 심장질환은 치료가 가능해졌으며, 성인이 된 이후에도 건강하게 생활하는 환자가 증가하고 있다. 그러나 아직도 교정되지 않은 선천성 심장질환 환자가 존재하고, 수술이나 시술로 교정된 경우에도 심근 기능 저하나 폐혈관 질환 등의 합병증이 발생할 수 있다. 따라서 이러한 환자에 대한 적절한 평가를 위해 우심도자술에 대한 이해가 매우 중요하다.

2 선천성 심장질환의 종류

- 선천성 심장질환은 복잡도에 따라 표 1과 같이 구분된다.

표 1 복잡도에 따른 선천성 심장질환의 분류

Mild:

- Isolated congenital aortic valve disease and bicuspid aortic valve disease
- Isolated congenital mitral valve disease (except parachute valve, cleft leaflet)
- Mild isolated pulmonary stenosis (infundibular, valvular, supravalvular)
- Isolated small ASD, VSD, or PDA
- Repaired secundum ASD, sinus venosus defect, VSD, or PDA without residual or sequelae, such as chamber enlargement, ventricular dysfunction, or elevated PAP.

Moderate:

- Anomalous pulmonary venous connection (partial or total)
- Anomalous coronary artery arising from the PA
- Anomalous coronary artery arising from the opposite sinus
- Aortic stenosis – subvalvular or supravalvular
- AVSD, partial or complete, including primum ASD (excluding pulmonary vascular disease)
- ASD secundum, moderate or large unrepaired (excluding pulmonary vascular disease)
- Coarctation of the aorta
- Double chambered right ventricle
- Ebstein anomaly
- Marfan syndrome and related HTAD, Turner syndrome
- PDA, moderate or large unrepaired (excluding pulmonary vascular disease)
- Peripheral pulmonary stenosis
- Pulmonary stenosis (infundibular, valvular, supravalvular), moderate or severe
- Sinus of Valsalva aneurysms/fistula
- Sinus venosus defect
- Tetralogy of Fallot – repaired
- Transposition of the great arteries after arterial switch operation
- VSD with associated abnormalities (excluding pulmonary vascular disease) and/or moderate or great shunt.

Severe:

- Any CHD (repaired or unrepaired) associated with pulmonary vascular disease (including Eisenmenger syndrome)
- Any cyanotic CHD (unoperated or palliated)
- Double-outlet ventricle
- Fontan circulation
- Interrupted aortic arch
- Pulmonary atresia (all forms)
- Transposition of the great arteries (except for patients with arterial switch operation)
- Univentricular heart (including double inlet left/right ventricle, tricuspid/mitral atresia, hypoplastic left heart syndrome, any other anatomic abnormality with a functionally single ventricle)
- Truncus arteriosus
- Other complex abnormalities of AV and ventriculoarterial connection (i.e. crisscross heart, heterotaxy syndromes, ventricular inversion).

ASD, Atrial septal defect; AV, atrioventricular; AVSD, atrioventricular septal defect; CHD, congenital heart disease; HTAD, heritable thoracic aortic disease; LV, left ventricle/ventricular; PA, pulmonary artery; PAP, pulmonary artery pressure; PDA, patent ductus arteriosus; VSD, ventricular septal defect.

3 선천성 심장질환에서 심도자술

- 선천성 심장질환에서 심도자술은 심초음파나 CT 등 영상검사만으로 해부학적 이상을 충분히 평가하기 어려운 경우, 생리학적 및 혈역학적 상태를 정밀하게 평가할 필요가 있는 경우, 또는 중재시술 및 수술 전 적응증을 평가하기 위한 목적으로 시행된다.
- 선천성 심장질환에서는 좌-우 단락으로 인한 폐고혈압이 흔히 관찰되며, 그렇기 때문에 단락 폐쇄를 결정할 때는 폐혈관 반응성 검사(vasoreactivity test)를 시행하여 정확한 폐혈관 저항값 및 폐혈관의 가역성에 대한 평가를 시행한 후 폐쇄 여부를 결정[주로 산소(O_2 100%), 흡입 산화질소(inhaled nitric oxide) 또는 iloprost 흡입]한다.
- 단락성 병변이 있는 경우, 폐혈관 저항을 평가할 때 thermodilution 방법은 적절하지 않으며, Fick 방법을 이용하여 폐혈류량(Qp)을 계산하는 것이 권장된다. 일반적으로는 산소 소비량을 직접 측정하지 않고 계산된 추정 산소소비량(estimated oxygen consumption)을 사용하는 간접 Fick 방법(indirect Fick method)이 활용된다.

1) 폐혈류량과 전신혈류량 계산 및 심장내 단락의 정량적 평가

- 폐혈류량과 전신혈류량 및 심장내 단락의 평가는 다음의 표 2와 같이 계산한다.

표 2 폐혈류량 및 전신혈류량 계산과 단락 정량화

Pulmonary flow, L/min	$\frac{VO_2}{(\text{PV } O_2 \text{ saturation} - \text{PA } O_2 \text{ saturation}) \times 1.36 \times \text{Hb (g/dL)} + pO_2 \times 0.003}$
Systemic flow, L/min	$\frac{VO_2}{(\text{Arterial } O_2 \text{ saturation} - \text{MV } O_2 \text{ saturation}) \times 1.36 \times \text{Hb (g/dL)} + pO_2 \times 0.003}$
Effective flow, L/min	$\frac{VO_2}{(\text{PV } O_2 \text{ saturation} - \text{MV } O_2 \text{ saturation}) \times 1.36 \times \text{Hb (g/dL)} + pO_2 \times 0.003}$
Simplified Qp/Qs	$\frac{\text{Arterial } O_2 \text{ saturation} - \text{MV } O_2 \text{ saturation}}{\text{PV } O_2 \text{ saturation} - \text{PA } O_2 \text{ saturation}}$
Left to right shunt, %	$\frac{\text{PA } O_2 \text{ saturation} - \text{MV } O_2 \text{ saturation}}{\text{PV } O_2 \text{ saturation} - \text{MV } O_2 \text{ saturation}}$
Right to left shunt, %	$\frac{\text{PV } O_2 \text{ saturation} - \text{Arterial } O_2 \text{ saturation}}{\text{PV } O_2 \text{ saturation} - \text{MV } O_2 \text{ saturation}}$

Hb, Hemoglobin; MV, mixed venous; O_2, Oxygen; PA, pulmonary artery; pO_2, partial pressure of oxygen; PV, pulmonary vein; Q_p, pulmonary flow; Q_s, systemic flow; VO_2, oxygen consumption.

폐혈류량과 전신혈류량을 계산하기 위해서는 혼합정맥 산소포화도(mixed venous oxygen saturation, SvO_2)의 측정이 필요하다. 특히 선천성 심장 질환은 동맥혈과 정맥혈이 서로 섞이는 부분이 있기 때문에 SvO_2를 정확하게 측정하는 것이 중요하다. 대표적인 ASD(심방중격결손), ventricular septal defect (VSD, 심실중격결손), patent ductus arteriosus (PDA, 동맥관개존증)에서 정확한 혈류량 측정을 위한 SvO_2 채혈 부위는 표 3을 참조한다.

표 3 병변별 SvO_2 계산을 위한 채혈 부위

병변	SvO_2 계산용 채혈 부위
ASD	inferior vena cava (IVC, 하대정맥) + superior vena cava (SVC, 상대정맥)[1]
Anomalous pulmonary venous (PV) return(이상 폐정맥 환류) - 우측 상엽·중엽 PV - 좌측 상엽 PV	 IVC + SVC 상부[2] IVC + SVC 상부[2]
VSD	IVC + SVC[3]
PDA	RV

[1] SVC-심방 접합부에서 1-4 cm 상방 부위, [2] 무명정맥(innominate vein)-SVC 접합부 위쪽(SVC 상부) 부위, [3] 막성 (membranous) VSD이면서 삼첨판 역류(TR)가 동반된 경우, RA에서 혈액 채취 시 동맥혈이 섞일 수 있기 때문에 IVC, SVC에서 채혈하는 것을 권고한다.

심방 및 anomalous pulmonary venous return에서 단락 시에는 SVC와 pulmonary artery (PA, 폐동맥) 사이에서 8% 이상의 산소포화도 증가, 심실 단락 시에는 RA과 PA 사이에서 5% 이상의 산소 포화도 증가, PA 단락 시에는 RV와 PA 사이에서 5% 이상의 산소 포화도 증가가 있을 시 의미 있는 단락이 있다고 평가한다.

대표적인 질환인 ASD, VSD, PDA에서 산소포화도의 변화와 단락 여부는 표 4와 같다.

표 4 산소포화도를 이용한 단락 계산 예시

	ASD	VSD	PDA
High SVC	70	66	77
Low SVC	71[2]	64[2]	78[2]
IVC	77[2]	70[2]	75[2]
RA	79	70	79
RV	81	84	78
PA	82[1]	83[1]	86[1]
PV	96[1]	–	–
LV	96	98	97
Arterial	96[2]	98[2]	97[2]
Qp/Qs (Flamm)	$\frac{96-73}{96-82}=1.6$	$\frac{98-66}{98-83}=2.1$	$\frac{97-77}{97-86}=1.8$
Qp/Qs (SVC)	$\frac{96-71}{96-82}=1.8$	$\frac{98-64}{98-83}=2.3$	$\frac{97-78}{97-86}=1.7$

[1] Samples used for Q_p calculation. [2] Samples used for Q_s calculation.

ASD, atrial septal defect; IVC, inferior vena cava; LV, left ventricle; NA, not available because of intact atrial septum; PA, pulmonary artery; PDA, patent ductus arteriosus; PV, pulmonary vein; Q_p, pulmonary flow; Q_p/Q_s (Flamm), Q_s calculation using the Flamm formula; Q_p/Q_s (SVC), Q_s calculation using only SVC saturation; Q_s, systemic flow; RA, right atrium; RV, right ventricle; SVC, superior vena cava; VSD, ventricular septal defect.

4 시술 전 계획

1) 접근법

- 단락이 의심될 경우 대퇴정맥 접근법이 경정맥 접근보다 여러 구조물 [LA, SVC, IVC, anomalous pulmonary vein (PV, 폐정맥)]에 손쉽게 접근할 수 있다.
- 두 개의 정맥 삽관을 통해 두 개의 카테터를 동시에 사용하게 되면 채혈 간격을 최소화하게 되어 단락의 비율 등의 오차를 줄일 수 있다. 특히 100% 산소 또는 흡입 산화질소 투여 등을 시행할 때는 시간 간격에 따라 오차가 크게 생길 수 있기 때문에 특히 두 개의 정맥 삽관을 고려한다.

2) 카테터 및 장비 선택

- 성인 선천성 심장질환에서 우심도자를 시행할 때는 7 Fr 풍선 카테터 또는 Swan-Ganz 카테터를 사용한다. Swan-Ganz 카테터는 열희석법에 의한 심박출량을 측정할 수 있는 장점이 있지만, 카테터 조작이 쉽지 않고 0.018" 가이드와이어를 사용해야 한다는 단점이 있다. 하지만 7 Fr 풍선 카테터를 사용하게 되면 0.035" 가이드 와이어를 사용할 수 있어 카테터 작업이 더 용이하기 때문에, 혈액 채취가 더 쉽고 시술시간을 줄일 수 있다.
- 단락이 있거나 단락이 의심되는 경우에 풍선 확장은 일반 공기가 아닌 CO_2로 팽창하는 것을 권고한다. 이는 풍선 파열 시 공기 색전 위험이 있기 때문에 위험을 최소화하기 위함이다.
- ASD를 통하여 풍선 카테터 삽입이 어려운 경우에는 multipurpose 카테터를 사용하면 용이하게 접근이 가능하다. 또한 anomalous PV의 경우에는 Judkins right 카테터를 사용하면 쉽게 접근할 수 있다.

3) 산소포화도 검사 수행 원칙

- 혈액 채취는 5분 이내에 시행하여, 심박출량 변화나 마취 유발 저환기-무호흡에 따른 오차를 최소화한다.
- 혈액 채취 순서는 원위부에서 근위부로 (예: PA→RV→RA→SVC, IVC) 하는 것이 채취 시간 간격을 줄일 수 있다.
- 각 부위 채혈 전 5 mL 이상의 혈액을 먼저 흡인하여 카테터 내 잔류 혈액 및 식염수를 제거한다.

4) 표준 채혈 부위 및 주의점

- IVC: 횡격막 바로 아래, 척추 방향으로 카테터를 두어 간정맥, ASD의 역류, anomalous PV 유입의 영향을 피해야 한다.
- SVC: SVC · RA 접합부 1-4 cm 위에서 카테터 끝을 외측으로 향하게 하여 azygos vein 혈류 유입을 피해야 한다.
- RA: 중간부에서 외측으로 향하게 두어 관상정맥동(coronary sinus)의 혈류 유입을 피해야 한다.

- RV, PA 각 분지(main PA, Rt. PA, Lt. PA), 동맥혈을 동시에 채취한다.

5 선천성 심장질환의 치료

1) ASD

- ASD의 치료(그림 1)

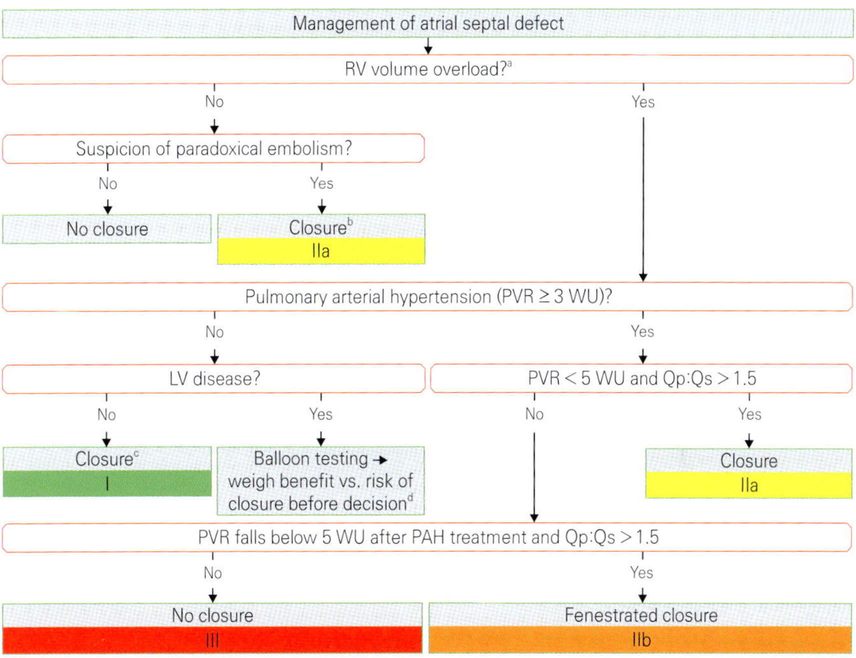

그림 1 ASD 치료

ASD, atrial septal defect; L-R, left-to-right; LV, left ventricle/ventricular; PAH, pulmonary arterial hypertension; PVR, pulmonary vascular resistance; Qp:Qs, pulmonary to systemic flow ratio; RV, right ventricle/ventricular; WU, Wood units.

[a] RV enlargement with increased stroke volume.

[b] Providing there is no PAH or LV disease.

[c] In elderly patients not suitable for device closure, carefully weigh surgical risk vs. potential benefit of ASD closure.

[d] Carefully weigh the benefit of eliminating L-R shunt against the potential negative impact of ASD closure on outcome due to an increase in filling pressure (taking closure, fenestrated closure, and no closure into consideration.

Eur Heart J 2021;42(6):563-645.

2) VSD

- VSD의 치료(그림 2)

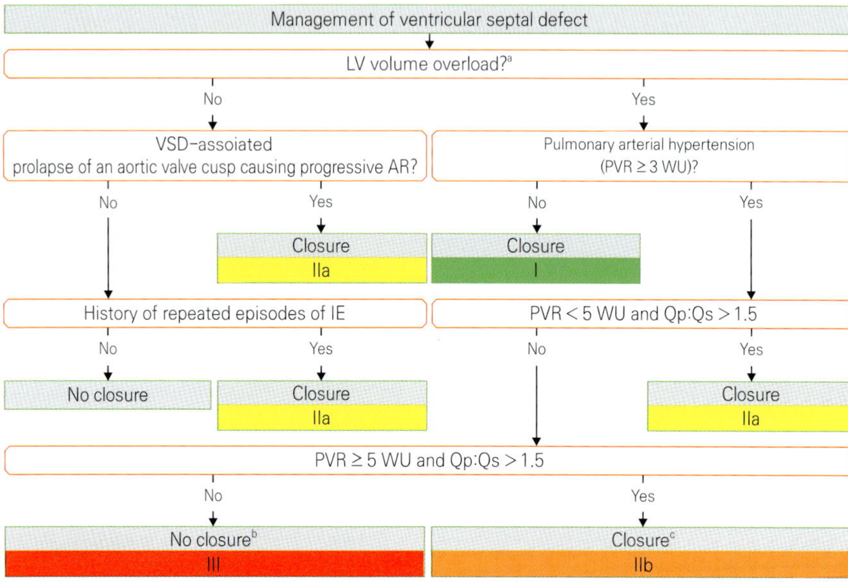

그림 2 VSD 치료

AR, aortic regurgitation; IE, infective endocarditis; VSD, ventricular septal defect.

[a] LV enlargement with increased stroke volume.

[b] Includes all patients with desaturation at rest (Eisenmenger physiology) or on exercise.

[c] Careful individual decision in expert centers is required.

Eur Heart J 2021;42(6):563-645.

3) PDA

- PDA의 치료(그림 3)

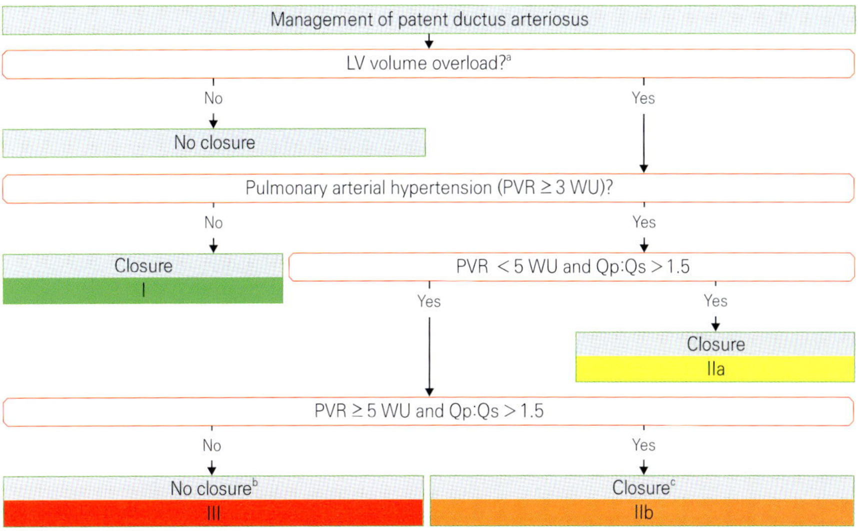

그림 3 PDA 치료

PDA, patent ductus arteriosus.

[a] LV enlargement with increased stroke volume.

[b] Includes all patients with lower limb desaturation at rest (Eisenmenger physiology) or on exercise.

[c] Careful individual decision in expert centers is required.

Eur Heart J 2021;42(6):563-645.

Reference

1. Baumgartner H, De Backer J, Babu-Narayan SV, et al. 2020 ESC Guidelines for the management of adult congenital heart disease. Eur Heart J 2021;42(6):563-645.
2. Del Rio-Pertuz G, Nugent K, Argueta-Sosa E. Right heart catheterization in clinical practice: a review of basic physiology and important issues relevant to interpretation. Am J Cardiovasc Dis 2023;13(3):122-37.
3. Huang Y, Chen Y, Su D, et al. Follow-up of transcatheter closure of congenital heart disease complicated with pulmonary arterial hypertension in children. Front Pediatr 2025:13:1562782.
4. Kang SL, Benson L. Recent advances in cardiac catheterization for congenital heart disease. F1000Res 2018:7:370.
5. Katbamna B, Wu L, Rodriguez M, et al. The uses of right heart catheterization in cardio-pulmonary disease: State-of-the-art. Am Heart J Plus 2024:49:100488.
6. Miranda WR, Aboulhosn JA, Hagler DJ. Catheterization in Adults With Congenital Heart Disease: A Primer for the Noncongenital Proceduralist. JACC Cardiovasc Interv 2022;15(9):907-21.

Chapter 07

수술 중 혈역학적 평가

조 연 정 서울대학교 의과대학 서울대학교병원 마취통증의학과

1 수술 중 혈역학적 평가를 위한 우심도자술 시행의 적응증

1) 수술 중 우심도자술 시행의 목적

- 고위험 심장 수술을 받는 고위험 환자에서 최적의 혈역학적 평가를 통해 수술 후 예후를 개선하기 위해 우심도자술을 시행한다.

2) 수술 중 우심도자술 시행의 대표적 적응증

- 좌심실 기능저하(poor LV function, left ventricular ejection fraction < 30%)
- 급성관상동맥증후군(acute coronary syndrome)
- 유의미한 좌주관상동맥 질환(significant left main disease)
- 심장성쇼크(cardiogenic shock)
- 심한 폐동맥 고혈압(severe pulmonary hypertension)
- 중등도 이상의 심장판막질환(moderate to severe valvular heart disease)

- 심장, 폐, 간이식(solid organ transplantation)
- Left ventricular assist device implantation

2 수술 중 우심도자술을 통해 얻을 수 있는 주요 혈역학 변수 및 평가

1) 연속 심박출량(continuous cardiac output, CCO) 감시

- Area under the relaxation thermodilution waveform을 이용하여 지속적, 실시간 심박출량 감시가 가능하다.
- Trend CCO는 이전 4-12분 동안의 평균 CCO값을 나타내고, STAT CCO는 30-60초마다 update된 값으로, 간헐적 thermodilution을 사용한 심박출량 측정값과 유사한 정확도를 갖는다.

2) 혼합정맥 산소포화도(mixed venous oxygen saturation, SvO_2) 감시

- 산소 운반량(oxygen delivery, DO_2)과 산소 소모량(VO_2) 사이의 균형을 반영한다.
- $SvO_2 = SaO_2 - (10 \cdot VO_2/CO \cdot 1.34 \cdot [\text{Hemoglobin}])$

  SaO_2, arterial oxygen saturation; VO_2, oxygen consumption; CO, cardiac output
- $SvO_2 < 30\%$인 경우, 조직 산소화의 불균형을 의미하고 혐기성 대사가 일어남을 반영한다.
- SvO_2가 정상 범위라면 정상 대사 상태임을 확신할 수 없지만 적어도 oxygen kinetics가 정상이거나 보상되는 상태임을 간접적으로 알 수 있다.

3) 용적 반응성(volume responsiveness)의 평가

- Fluid challenge (250 mL 혹은 3 mL/kg의 정질액 주입) 시 stroke volume의 증가가 관찰되거나 continuous cardiac index (CCI)가 15% 이상 증가 시 fluid administration으로 이득이 있다고 판단한다.

4) 쇼크의 감별 및 관리

- 우심도자술로부터 얻을 수 있는 중요한 혈역학 변수와 조직 관류 변수 [예: SvO_2, oxygen utilization, oxygen delivery, oxygen extraction, $PvCO_2$ (partial pressure of carbon dioxide in venous blood) 등]가 쇼크 환자 관리에 유용하게 쓰인다(표 1).

표 1 쇼크의 종류 감별에서 우심도자술의 활용

Type of shock	우심도자술 측정치의 변화	임상 상황
Distributive shock	↑CCI, ↑SvO_2, ↓/=CVP, ↓/=PCWP	Septic, neurogenic, anaphylactic, toxic-induced, or endocrine shock
Hypovolemic shock	↓CCI, ↓SvO_2, ↓CVP, ↓PCWP	Hemorrhagic, gastrointestinal, skin, renal, or third space fluid losses
Cardiogenic shock	↓CCI, ↓SvO_2, ↑/=CVP, ↑PCWP	Cardiomyopathic, arrhythmic, or mechanical causes
Obstructive shock	↓CCI, ↓SvO_2, ↑CVP, ↑PCWP	Pulmonary hypertension, pulmonary embolism, tension pneumothorax, tamponade, pericarditis, restrictive cardiomyopathy

CCI, continuous cardiac index; CVP, central venous pressure; PCWP, pulmonary capillary wedge pressure; SvO_2, mixed venous oxygen saturation.

5) 심장내 단락(intracardiac shunt) 존재 여부

- 중심정맥혈(central venous oxygen saturation, $ScvO_2$) 대비 SvO_2에서 6% 이상의 oxygen saturation의 증가가 있으면 좌-우 단락(L-R shunt)의 존재를 암시한다.
- $SvO_2 > 75\%$인 경우, 심장내 좌-우 단락을 의심할 수 있다.
- Shunt fraction의 계산:

$$Qp/Qs = (SaO_2 - ScvO_2) / (SpvO_2 - SpaO_2)$$

Qp, pulmonary blood flow; Qs, systemic blood flow; SaO_2, arterial oxygen saturation; $ScvO_2$, central venous oxygen saturation; $SpaO_2$, pulmonary arterial oxygen saturation; $SpvO_2$, pulmonary venous oxygen saturation.

6) 심장수술 후 심장압전(tamponade after cardiac surgery)의 평가

- 심장수술 후 hematoma나 fluid collection으로 인해 RV free wall이 압박을 받는 경우, 심박출량 및 심박출계수는 저하, 중심정맥압은 상승하거나 변화 없고, 정맥 산소포화도의 저하, 이완기말 용적 저하, 우심실 박출률의 저하, PCWP의 상승이 관찰된다.

3 개별 질환(수술)에서 우심도자술의 활용

1) 관상동맥우회술(coronary artery bypass graft surgery, CABG)

- 급성관상동맥증후군과 동반된 혈역학적 불안정을 보이는 진행된 심부전 환자의 수술전후(perioperative) 혈역학적 관리가 필요하다.
- 심근경색 재관류 후 발생한 심장성쇼크 환자의 수술전후 관리에 우심도자술 지표를 활용하여 적용한다.
- 인공심폐기를 사용하지 않는 관상동맥우회술(off-pump CABG) 시행 시, 심장 외벽이나 후벽 등에 위치한 관상동맥을 문합할 때, 심장의 위치 변화로 인해 심한 혈역학적 불안정이 동반될 수 있다. 이때에는 적절한 심박출량과 SvO_2(예: cardiac index $\geq$ 2.0 L/min/m^2, $SvO_2 \geq$ 60–70%)가 유지되는지 실시간으로 평가하여 혈역학적 중재 · 관리에 활용한다.

2) 고형장기이식(solid organ transplantation)

- 심장, 폐, 간 이식 전 폐동맥고혈압 진단, 폐혈관저항 및 좌심실 · 우심부전 등 수술 전 평가에 사용한다.
- 경흉부 심초음파를 통한 TR jet로부터 추정된 우심실 및 폐동맥압은 우심도자술을 통해 직접 측정한 값보다 정확도가 떨어진다.
- 심장이식 환자에서 동반된 우심부전은 심폐우회술로부터의 이탈 실패의 흔한 원인이며 종종 폐동맥고혈압을 동반한다.
- 폐이식을 받는 폐동맥고혈압 환자에서 수술 중 우심도자술을 통해 beat-to-beat pulmonary artery pressure를 감시한다.

- 만성간질환 환자의 약 8%에서 폐동맥고혈압이 동반되며, 중등도 이상의 폐동맥고혈압은 간이식 수술 후 사망율 증가와 연관성이 있다.
- 수술 전 · 후 pulmonary vasodilator 사용에 따른 폐혈관저항의 반응성을 수술 중 평가하여 intraoperative management에 활용한다.
- 수술 중 그리고 이식 전 · 후 중환자실에서 다양한 승압제 혹은 강심제가 필요한 환자의 혈역학적 평가와 관리에 우심도자술 지표들이 유용하게 사용된다.

3) Left ventricular assist device (LVAD) implantation

- LVAD 수혜자의 수술 전, 중, 후 우심실 기능과 우심부전의 평가에 활용한다.

4) 그 외 우심도자술의 활용

- 이 외 다양한 형태의 복잡하고 광범위한 수술 중 혈역학적 변화가 심할 것으로 예상되는 다음과 같은 상황에서 환자의 수술전후 혈역학적 평가와 관리에 사용된다.
  - 수술 전후의 shock의 형태 및 원인 규명
  - 다양한 형태의 심근병증 및 심근염 환자의 수술전후 혈역학 관리

4 수술 중 경식도 심초음파 유도하 우심도관 거치와 Practical Tips

1) 경식도 심초음파 유도하 우심도관 거치의 장점

- 개심수술을 받는 환자에서 수술 중 사용되고 있는 경식도 심초음파(intraoperative transesophageal echocardiography)를 이용하여 경식도 심초음파 유도 하에 폐동맥 카테터를 거치하는 것은 추가적인 비용이나 위험성이 거의 없고, 폐동맥 카테터 위치의 정확성을 높일 수 있으며, 부적절한 위치에 도관이 위치했을 경우 이를 조기에 발견하고 실시간으로 해결할 수 있어 심각한 합병증을 예방할 수 있는 장점이 있다.

- 폐동맥 카테터의 원위부 말단이 너무 얕게 거치되어 있으면 심장 수축 주기에 따라 도관이 간헐적으로 우심실로 빠져나와 심각한 심실 부정맥이 발생할 수 있고, 반대로 원위부로 너무 깊게 거치되어 있으면 폐경색(pulmonary infarction)이나 폐동맥 파열(pulmonary artery rupture) 등 심각한 합병증을 일으킬 수 있기 때문에 적정 위치(대개 proximal right pulmonary artery)에 폐동맥 카테터를 위치시키는 것이 안전하다.

2) 우심도관 거치의 실제

- Midesophageal modified bicaval view: 상대정맥(superior vena cava, SVC) → 우심방(RA)

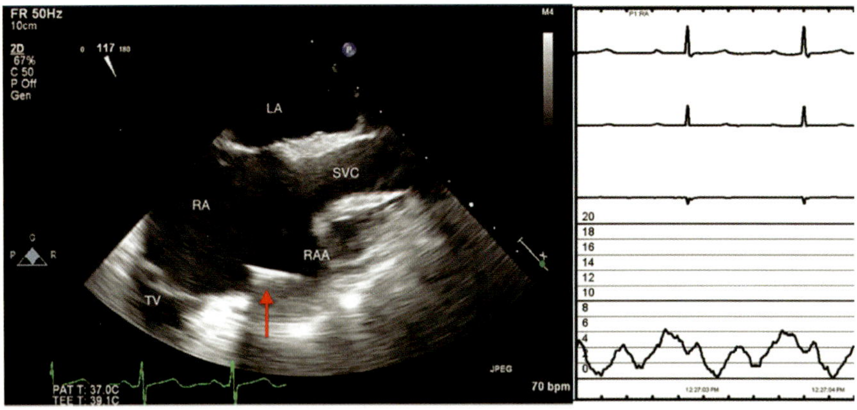

그림 1 Midesophageal modified bicaval view에서 풍선확장된 우심도관의 말단 끝(붉은 화살표)이 상대정맥(SVC)을 통해 우심방(RA) 안으로 들어와서 삼첨판(tricuspid valve)을 향해 이동하는 모습.
J Cardiothorac Vasc Anesth 2017;31(1):178-83.

- Midesophageal right ventricular inlet-outlet view: 우심방(RA) → 우심실(RV) → 폐동맥(pulmonary artery, PA)

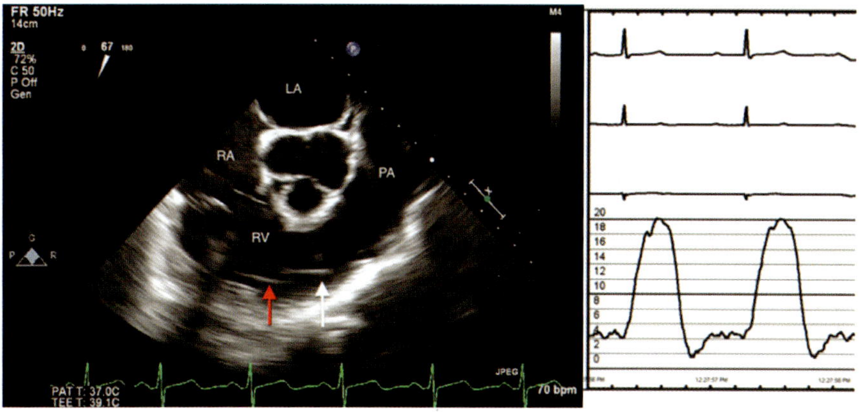

그림 2 Midesophageal right ventricular inlet-outlet view에서 삼첨판을 통과해 우심방(RA)에서 우심실(RV)로 들어온 우심도관의 말단 끝(흰색 화살표)이 폐동맥(PA)을 향하고 있음.
J Cardiothorac Vasc Anesth 2017;31(1):178-83.

- Ascending aortic short-axis view: 주폐동맥(main PA) → 우폐동맥(RPA)

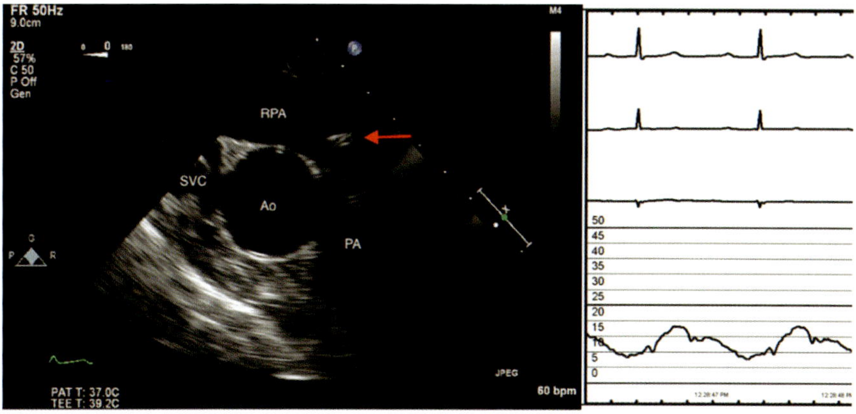

그림 3 Ascending aortic short-axis view에서 폐동맥(PA) 내로 들어온 우심도관의 말단 끝(붉은 화살표)이 우폐동맥(RPA)의 근위부에서 확인됨.
J Cardiothorac Vasc Anesth 2017;31(1):178-83.

Reference

1. Bootsma IT, Boerma EC, de Lange F, Scheeren TWL. The contemporary pulmonary artery catheter. Part 1: placement and waveform analysis. J Clin Monit Comput 2022;36(1):5-15.
2. Bootsma IT, Boerma EC, Scheeren TWL, de Lange F. The contemporary pulmonary artery catheter. Part 2: measurements, limitations, and clinical applications. J Clin Monit Comput 2022;36(1):17-31.
3. Cowie BS. Does the pulmonary artery catheter still have a role in the perioperative period? Anaesth Intensive Care. 2011;39(3):345-55.
4. Cronin B, Kolotiniuk N, Youssefzadeh K, et al. Pulmonary Artery Catheter Placement Aided by Transesophageal Echocardiography versus Pressure Waveform Transduction. J Cardiothorac Vasc Anesth 2018;32(6):2578-82.
5. Cronin B, Robbins R, Maus T. Pulmonary Artery Catheter Placement Using Transesophageal Echocardiography. J Cardiothorac Vasc Anesth 2017;31(1):178-83.
6. Gidwani UK, Mohanty B, Chatterjee K. The pulmonary artery catheter: a critical reappraisal. Cardiol Clin 2013;31(4):545-65.
7. Jacka MJ, Cohen MM, To T, Devitt JH, Byrick R. The appropriateness of the pulmonary artery catheter in cardiovascular surgery. Can J Anesth 2002;49(3):276-82.
8. Rozental O, Thalappillil R, White RS, Tam CW. To Swan or Not to Swan: Indications, Alternatives, and Future Directions. J Cardiothorac Vasc Anesth 2021;35(2):600-15.
9. Senoner T, Velik-Salchner C, Tauber H. The Pulmonary Artery Catheter in the Perioperative Setting: Should It Still Be Used? Diagnostics (Basel) 2022;12(1):177.

Chapter

08

운동부하 우심도자술

양정훈, 홍다위 성균관대학교 의과대학 삼성서울병원 순환기내과

- 임상 현장에서 많은 환자들이 원인이 명확하지 않은 호흡곤란으로 병원을 방문한다.
- 심부전 환자의 약 절반을 차지하는 박출률 보존 심부전(heart failure with preserved ejection fraction) 환자들 중 많은 수는, 안정 상태에서 시행하는 기존 검사들에서는 이상 소견이 나타나지 않는다.
- 이러한 상황에서 운동부하 우심도자술(exercise right heart catheterization)은 생리적 스트레스 상태에서 심장 및 폐혈관 기능을 평가함으로써 보다 정확한 진단과 병태생리적 정보를 제공할 수 있다.

1) 운동부하를 위한 추가 검사 도구

(1) Gas analyzer

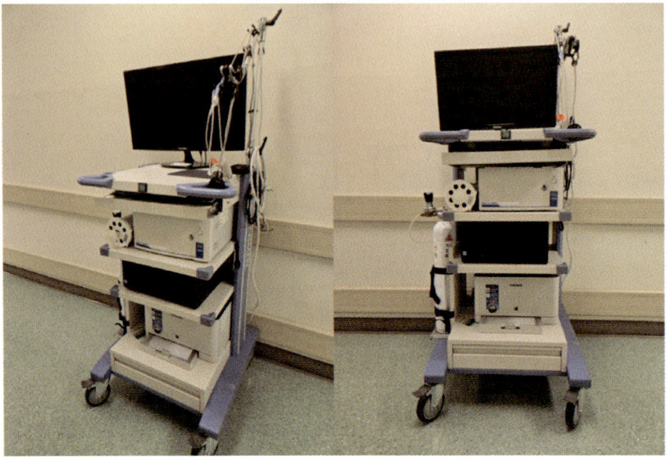

그림 1 Gas analyzer

(2) Ergometer

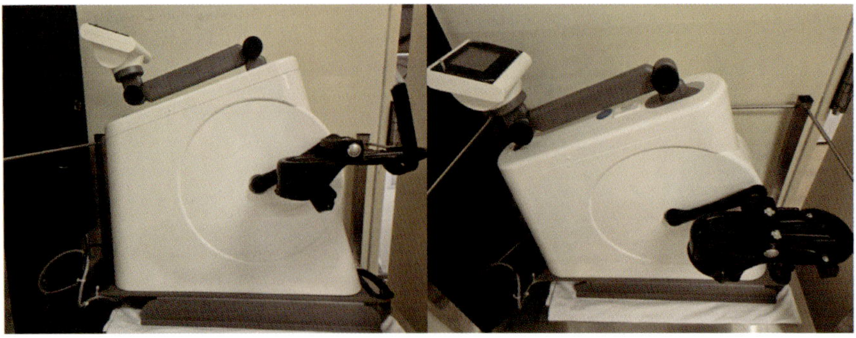

그림 2 Ergometer

2) 운동부하 검사 방법

우심도자술의 기본적인 시행 방법은 이전 장에서 서술한 내용을 따른다.

① 환자를 검사실 침상에 supine 상태로 눕힌다.

② 하지 운동을 위해 우측 경정맥에 7 Fr sheath를 삽입하고 이를 통해 Swan-Ganz 카테터를 삽입한다.

③ 안정 상태에서 우심도자술을 시행한다.

④ 호기가스분석을 위한 마스크를 착용시키고 안정 상태에서 가스분석기(gas analyzer)를 이용해 호기가스분석을 실시한다.

⑤ 누운 상태로 ergometer(주로 supine bicycle)를 이용한 운동을 시작한다. 운동강도는 20 Watt로 시작한다.

⑥ 20 Watt 상태에서 우심도자술과 호기가스분석을 실시한다.

⑦ 운동강도를 3분 간격으로 10-20 Watt씩 증가시킨다.

⑧ 환자가 견딜 수 있는 최대 운동강도에서 재차 우심도자술과 호기가스분석을 실시한다.

⑨ 최대 운동강도에서 검사를 실시 후 운동강도를 낮추어 서서히 중단한다. 안정 시 심박수까지 회복된 이후 마지막으로 우심도자술과 호기가스분석을 실시한다.

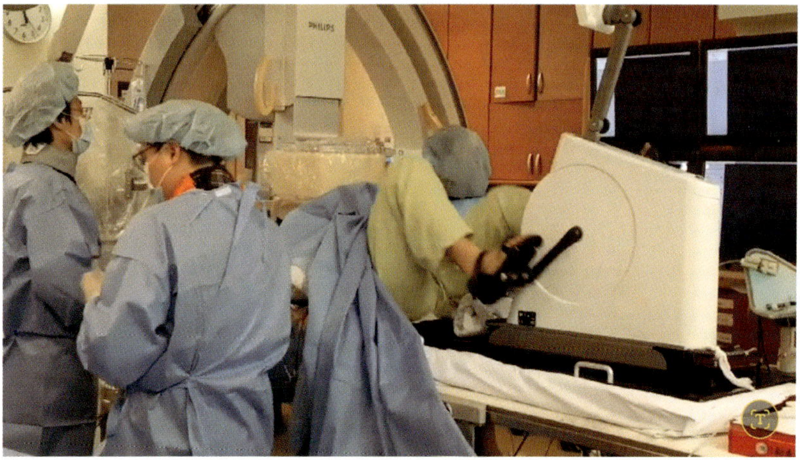

그림 3 **실제 운동부하 우심도자관 및 심초음파 동시 검사 모습**

표 1 운동부하 검사 단계별 주요 측정값

단계	안정 상태 (Resting)	20 W	최대 운동강도 (Peak exercise)	회복기 (Recovery)
우심도자술	RA 압력 RV 압력 Main PA 압력 RPA 압력 PCWP RA 산소포화도 RPA 산소포화도 Radial artery 산소포화도 CO (Direct Fick)		RPA 압력 PCWP RA 압력 RPA 산소포화도 Radial artery 산소포화도 CO (Direct Fick)	
호기가스 분석	Peak VO_2 VCO_2(이산화탄소배출량) VE(분당 환기량)		Respiratory exchange ratio Peak VO_2 VCO_2(이산화탄소배출량) VE(분당 환기량)	
전신상태	Radial artery 혈압 맥박		Radial artery 혈압 맥박	

*Radial artery 산소포화도 및 혈압은 맥박산소측정기(pulse oximeter) 산소포화도 및 커프혈압으로 대체 가능하다.

3) 검사 결과 해석

(1) 호기가스분석

- Respiratory exchange ratio (RER)
  - 정의: 이산화탄소 배출량(VCO_2) / 산소 섭취량(VO_2)
  - ≥1.10: 환자가 충분한 운동노력을 했다는 것을 의미한다.
- 최대 산소소모량(Peak VO_2)
  - 유산소 운동능력(aerobic capacity)과 운동 내성(exercise tolerance)을 반영한다.
  - <14 mL/kg/min: 정상 수축능력을 가진 호흡곤란 환자에서 박출률 보존 심부전의 특이적인 소견(특이도 91%, 민감도 50%)이다.

(2) 운동부하 우심도자술

- 평균 PCWP
  - ≥25 mmHg: 박출률 보존 심부전의 진단 기준이다.
- Δ평균 폐동맥압/심박출량(ΔmPAP/CO)
  - 운동과 안정 시의 값의 차이를 통해 폐혈관이 운동 시의 심박출량 증가를 얼마나 잘 수용 가능한지 반영한다.
  - >3 mmHg/L/min: excercise-induced pulmonary hypertension의 진단 기준이다.
- Δ평균 PCWP/심박출량(ΔPCWP/CO)
  - Excercise-induced pulmonary hypertension의 원인이 pre- 혹은 post-capillary인지를 감별하는 데 유용하다.
  - >2 mmHg/L/min: post-capillary 원인의 excercise-induced pulmonary hypertension을 시사한다.

Reference

1. Guazzi M, Adams V, Conraads V, et al. EACPR/AHA Scientific Statement. Clinical recommendations for cardiopulmonary exercise testing data assessment in specific patient populations. Circulation 2012;126:2261-74.
2. Humbert M, Kovacs G, Hoeper MM, et al. 2022 ESC/ERS Guidelines for the diagnosis and treatment of pulmonary hypertension. Eur Heart J 2022;43:3618-731.
3. McDonagh TA, Metra M, Adamo M, et al. 2021 ESC Guidelines for the diagnosis and treatment of acute and chronic heart failure. Eur Heart J 2021;42:3599-726.
4. Obokata M, Kane GC, Reddy YN, Olson TP, Melenovsky V, Borlaug BA. Role of Diastolic Stress Testing in the Evaluation for Heart Failure With Preserved Ejection Fraction: A Simultaneous Invasive-Echocardiographic Study. Circulation 2017;135:825-38.
5. Pieske B, Tschpe C, de Boer RA, et al. How to diagnose heart failure with preserved ejection fraction: the HFA-PEFF diagnostic algorithm: a consensus recommendation from the Heart Failure Association (HFA) of the European Society of Cardiology (ESC). Eur Heart J 2019;40:3297-317.
6. Reddy YNV, Olson TP, Obokata M, Melenovsky V, Borlaug BA. Hemodynamic Correlates and Diagnostic Role of Cardiopulmonary Exercise Testing in Heart Failure With Preserved Ejection Fraction. JACC Heart Fail 2018;6:665-75.

Chapter 09

혈역학적 모니터링의 대안적 기법과 이해

김 미 주 충남대학교 의과대학 충남대학교병원 심장내과
이 수 용 부산대학교 의과대학 양산부산대학교병원 순환기내과

- 심박출량을 포함한 환자의 혈역학 정보를 지속적으로 제공하는 방법으로 정의되는 연속 혈역학 모니터링은 혈역학 이상을 조기에 인식하고 수액, 강심제, 승압제의 효과를 지속적으로 평가하는 데 중요한 역할을 한다.
- Swan-Ganz 카테터 삽입술은 7 Fr 이상 도관이 필요하여 상대적으로 침습적이고 부정맥 발생 등의 합병증에 대한 우려가 있어 모든 환자에게 적용하기에는 쉽지 않다.
- 이에 따라 여러 비침습적 또는 최소침습적 혈역학적 모니터링 기법들이 기존 침습적 방법의 대안으로 개발되었으며, 이들 기법은 지속적 또는 간헐적 방식으로 환자의 혈역학 상태를 평가하는 데 활용되고 있다(그림 1).

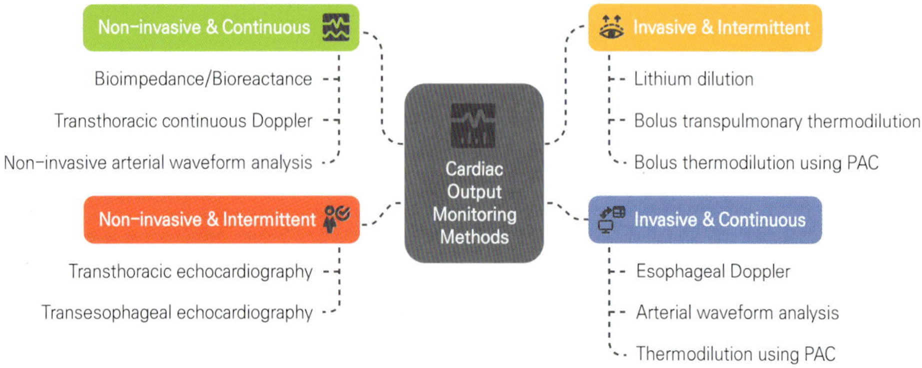

그림 1 **다양한 지속적/간헐적 및 침습적/비침습적 심박출량 모니터링 방법들**

1 침습적 방법

1) 열희석법보정 후 동맥압에 기초한 심기능 측정

(arterial pressure based continuous cardiac function monitoring after calibration by transpulmonary thermodilution)

[측정가능지표]

PCCI (pulse contour cardiac index), SVI, CI, GEDI (global end-diastolic index), SVRI (systemic vascular resistance index), GEF (global ejection fraction), ELWI (extravascular lung water index), PVPI (pulmonary vascular permeability index), CPI (cardiac power index), $ScvO_2$

[소요장비]

VolumeView System (Edward Lifescience LCC.), PICCO set (Pulsion medical system SE.)

[측정방법]

① 대퇴동맥에 온도감지기능이 있는 카테터를 삽입한다.

② 환자의 중심정맥 카테터에 식염수의 온도를 측정하는 온도감지센서를 연

결한다.

③ 각각의 케이블을 모니터와 연결 후 측정을 시작한다.

④ 차가운 식염수를 온도 측정 프로브가 연결되어 있는 중심정맥관에 주입하여 모니터링을 시작한다.

⑤ 열희석법으로 보정한 동맥압 파형으로 심박출량 등을 측정한다(그림 2).

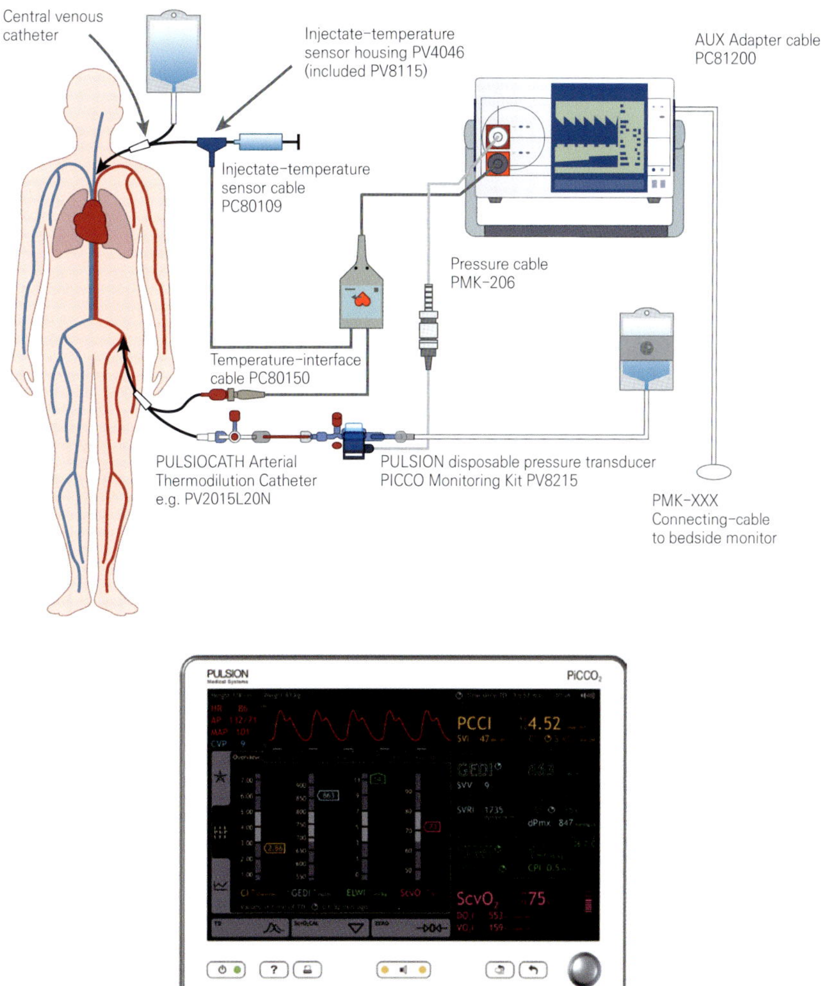

그림 2　폐동맥 열희석법으로 보정한 후 동맥압 기반 지속적 심기능 모니터링 및 모니터 화면 예시

2 최소 침습적 방법

1) 동맥압(A-wave)에 기초한 심기능 측정

동맥압 파형을 분석하여 CO를 추정하는 방법이다. 동맥압 상승 시작부터 dicrotic notch까지의 아래 면적을 이용하여 매 심박마다 일회 심박출량을 추정한다. 이때 혈압과 혈류량 사이의 관계는 환자의 신체정보(키, 몸무게 등)와 장비 제조사별 고유 알고리즘을 바탕으로 분석되어, 실시간으로 압력파형이 혈류량으로 환산된다.

[측정가능지표]

CO, CI, SV, SVI, SVV (stroke volume variation), PPV (pulse pressure variation), SVR, MAP

[소요장비]

FloTrac set (Edwards Lifesciences, Irvine CA), ProAQT set (Getinge, Göteborg, Sweden), Argos monitor (Retia Medical, Valhalla, NY), Mostcare UP system (Vygon, Swindon, UK), 전용모니터

[측정방법]

① 모니터를 켜고 환자정보(키, 체중, 성별 및 연령)를 입력한다.
② 압력 케이블을 모니터에 연결한다.
③ 센서를 모니터와 환자 쪽 케이블에 연결한다.
④ 센서 튜브를 동맥관(arterial line)에 연결한다.
⑤ 센서를 phlebostatic axis와 수평하게 위치시키고 zeroing을 실시한다.
⑥ 동맥압 파형을 인식하여 분석을 시작한다(그림 3).

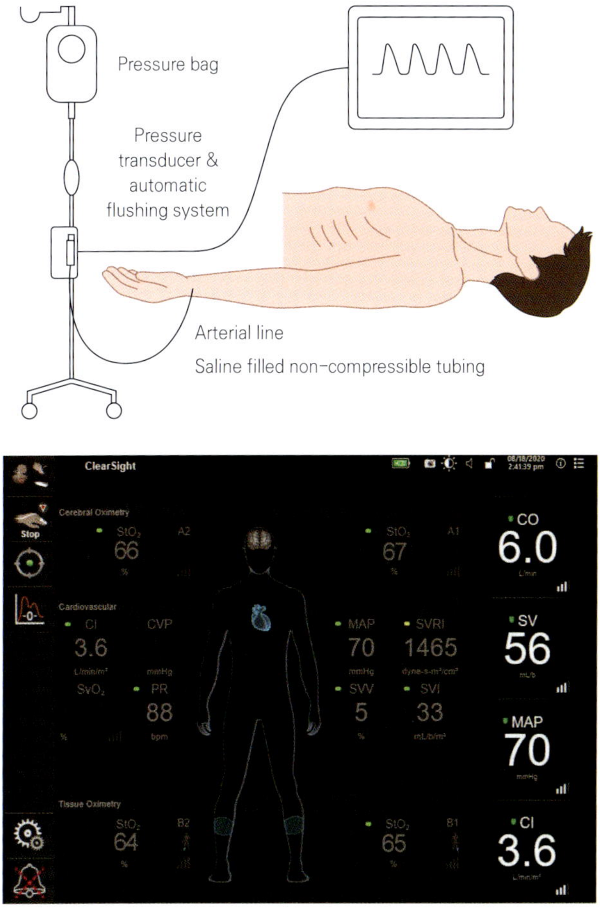

그림 3 동맥 맥파 기반 지속적 심기능 모니터링 및 모니터 화면 예시

2) 식도 도플러법

심초음파를 이용하여 CO를 측정하는 방법은 좌심실 유출로의 직경과 도플러를 이용하여 velocity-time integral을 측정하여 공식에 대입하면 매우 간단하고 쉽게 측정할 수 있다. 그러나 PAC처럼 지속적인 변화를 관찰할 수는 없고 필요 시마다 측정해야 한다.

[측정가능지표]

SV, CO

[소요장비]

식도 프로브, 측정모니터

[측정방법]

식도 프로브를 식도를 통해 정확한 부위에 삽입한 후 모니터 케이블과 연결하고 하행대동맥 파형이 보일 때까지 프로브를 회전, 조정하면서 맞추고 지표들을 측정한다.

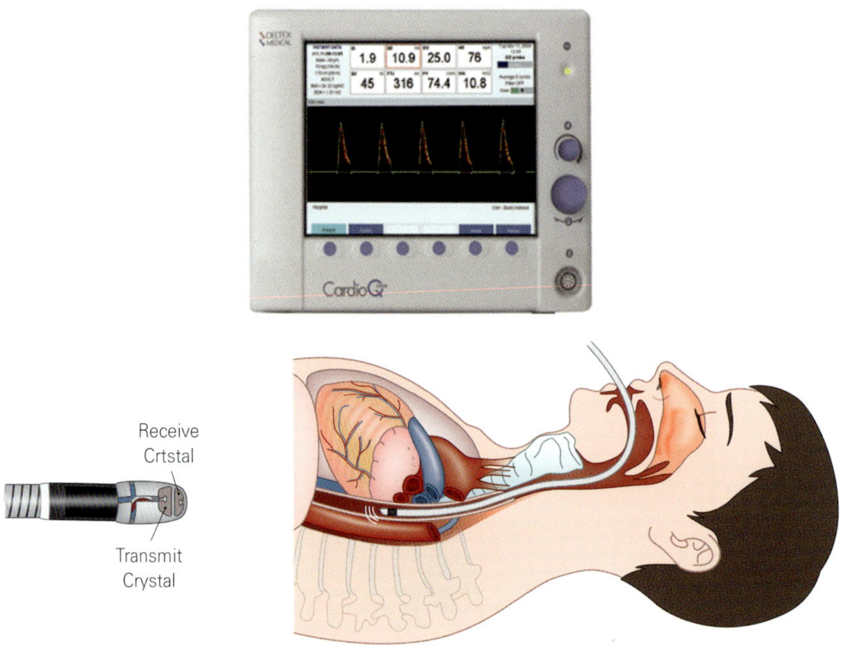

그림 4 CardioQ 식도 도플러 모니터

모니터와 프로브 팁이 표시되어 있으며, 송신기와 수신기 크리스탈이 45도 각도로 설정된다. 해부학적 도식에서는 입을 통해 식도로 프로브를 삽입하고, 후방에 위치한 대동맥을 초음파로 검사하는 모습을 보여준다(그림 4).

3 비침습적 방법

1) 맥파 전송시간 이용법(pulse wave transit time, PWTT)

맥파 전송시간(PWTT)은 심장의 수축으로부터 말초 동맥까지 맥박이 도달하는 시간을 말하며, 이는 심전도에서 R파가 나타난 시점부터 맥박 산소 측정기를 통해 말초에서 맥파가 감지되는 시점까지의 시간 간격으로 측정한다. 측정된 맥파 전송시간을 통하여 심박출량은 $CO = K \times (\alpha \times PWTT + \beta) \times HR$ (K, α, β는 보정 계수)의 공식을 이용하여 계산된다.

[측정가능지표]

esCCO (estimated continuous cardiac output), esCCI (estimated continuous cardiac index), esSV, esSVI

[소요장비]

감시장치(모니터), 혈압검사용 커프, 전극

[측정방법]

① 환자정보(키, 체중, 성별 및 연령)를 입력한다.
② 심전도 부착 후 측정을 시작한다.
③ 산소포화도 센서 부착 후 측정을 시작한다.
④ 혈압을 측정한다(NIBP, ABP 모두 이용 가능).
⑤ 맥파전송시간 보정값(Cal PWTT), 심박수 보정값(Cal Heart Rate), 심박출량 보정값(Cal Cardiac Output), 맥박압 보정값(Cal Pulse Pressure)을 확인한다.
⑥ Calibration이 완료되면 esCCO 측정이 시작된다(그림 5).

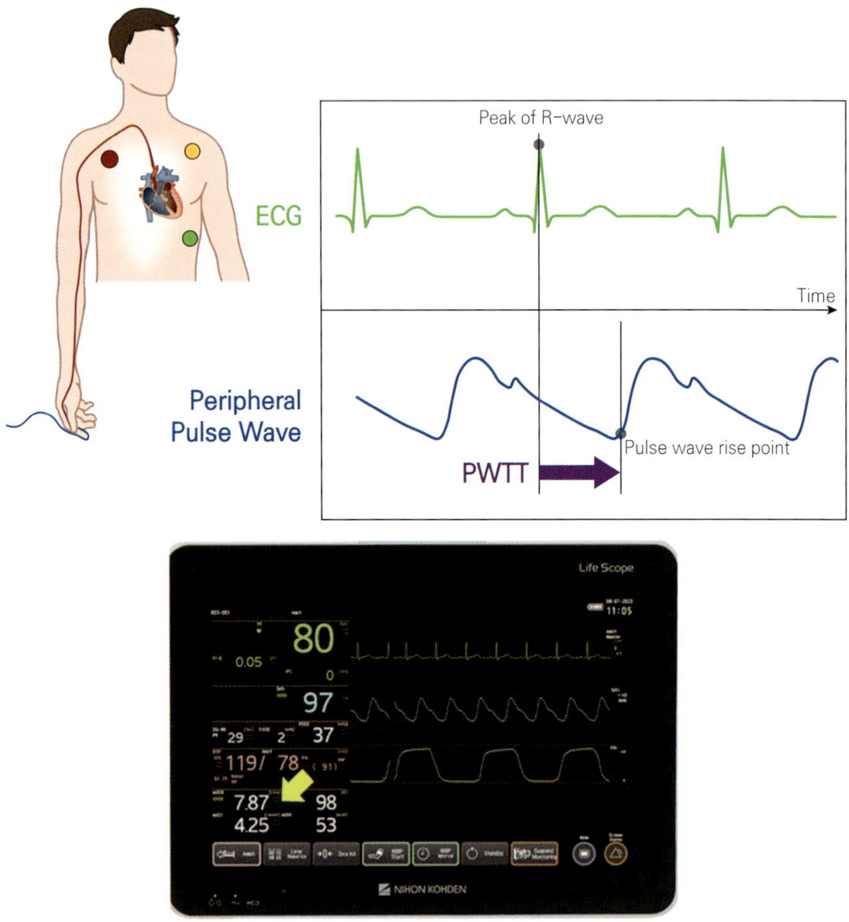

그림 5 심전도(ECG) 및 맥박 산소포화도(pulse oximetry) 신호로부터 계산된 맥파 전송시간(pulse wave transit time)과 모니터에 표시된 esCCO 화면(노란 화살표)

2) 볼륨 클램프 및 생리적 보정법(volume clamp and physiocal method)

볼륨 클램프 방식은 손가락 커프에 내장된 센서를 통해 동맥의 용적 변화를 실시간으로 감지하고, 이를 일정하게 유지하기 위해 커프 압력을 초당 수백에서 수천 번 조절한다. 이때 조절되는 압력은 실제 동맥압으로 간주되며 이를 통해 다양한 심기능 지표를 연속적으로 측정한다.

[측정가능지표]

CO/CI, SV/SVI, SVV (stroke volume variant), PP (pulse pressure), PPV (pulse pressure variation), MAP

[소요장비]

전용 모니터, 손가락 커프, 압력 컨트롤러, 심장 기준 센서

[측정방법]

① 모니터, 압력 컨트롤러, 전원을 연결한 후 손가락 커프를 환자에게 부착한다.

② 손가락 커프는 압력 컨트롤러에 연결되어 작동한다.

③ 커프에 내장된 광센서를 통해 손가락 동맥압 파형을 실시간으로 감지한다.

④ 감지된 동맥압 파형은 내장 알고리즘을 통해 분석되어 모니터에 표시된다(그림 6).

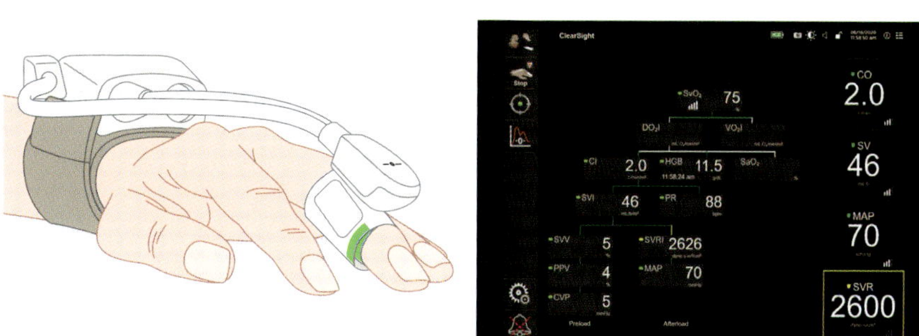

그림 6 **볼륨 클램프 방식을 이용한 손가락 커프와 모니터 화면 예시**

3) 이산화탄소 부분 재호흡법(partial carbon dioxide rebreathing)

심박출량 측정 및 감시가 필요한 기계환기 중인 성인 환자를 대상으로 Fick의 원리에 따라 호흡가스 분석을 통해 심박출량을 비침습적으로 측정하는 검사이다.

[측정가능지표]

SV, CO, CI, PCBF (pulmonary capillary blood flow)

[소요장비]

환자감시장치(NM3 Model 7900), 심박출량센서(NICO sensor)

[측정방법]

① 센서연결: 모니터에 센서, 서킷 등을 연결한다. 좋은 결과값을 위해 심박출량 센서는 기관내관(endotracheal tube)과 인공호흡기 서킷의 Y자 관 사이에 위치시킨다.

② Data Entry 키로 환자정보를 입력한다.

③ STOP/CONTINUOUS REBREATHING 버튼으로 모니터링을 시작한다(그림 7).

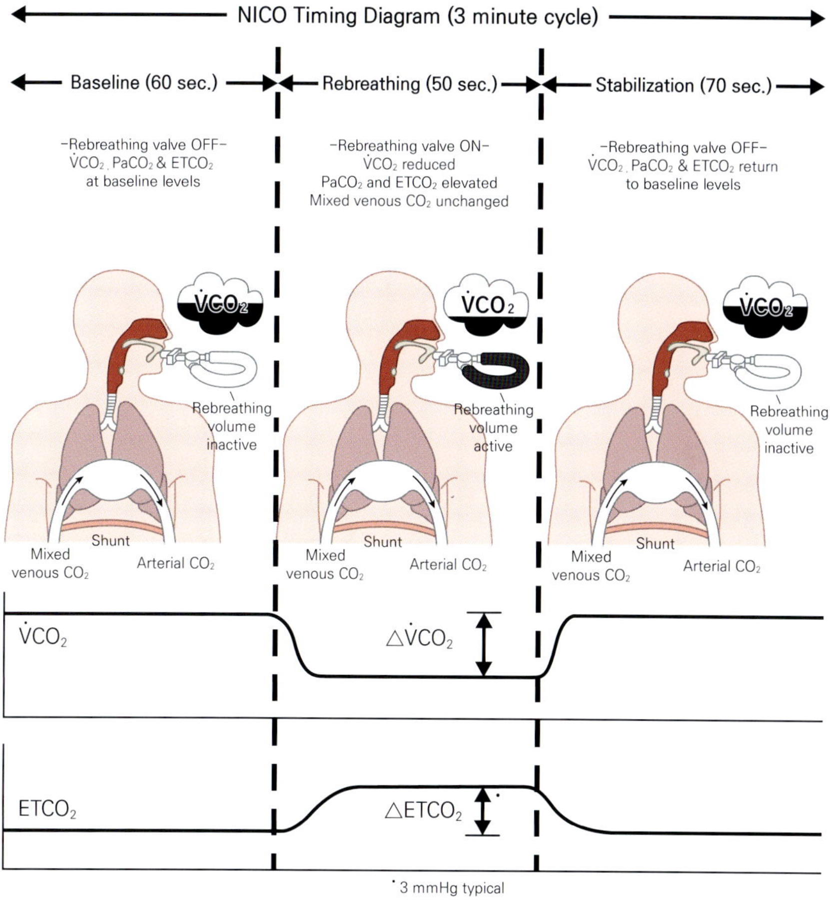

그림 7　이산화탄소 부분 재호흡법의 원리

4) 바이오임피던스법(thoracic electrical bioimpedence, TEB)

잘 알려진 인바디 기술과 유사한 생체전기저항 분석법으로, 흉부에 미세한 전류를 흘려보내 심장 박동에 따른 흉부 내 혈액량 변화로 인한 임피던스(전기저항) 변화를 측정하여 혈역학적 상태를 추정한다. 흉부에 전극을 붙이기만 하면 측정이 가능하므로 비침습적이며 매우 빠르게 측정할 수 있다. 주로 생리학적 검사에 많이 이용되고, 수술 중에도 이용되고 있으나, 심한 중환자에서는 신뢰성이 낮을 수 있다. 또한, 전기간섭과 전극의 부착 상태에 따라 결과에 영향을 받을 수 있고, 키에 비해 체중이 많이 나가는 환자에서는 임피던스 신호가 약해질 수 있어 해석에 주의를 요한다.

[측정가능지표]

HR, SV/SI, CO/CI, velocity index, acceleration index, Heather index, PEP (pre-ejection period), LVET (left ventricular ejection time), systolic time ratio, corrected flow time, TFC (thoracic fluid content), SVR

[소요장비]

Impedence Cardiography (ICG) 모니터, sensor

[측정방법]

흉부에 스티커형 전극을 부착하고 신체적 교류저항의 변화를 측정하여, 모니터에 나타난 심박출량 수치를 확인한다.

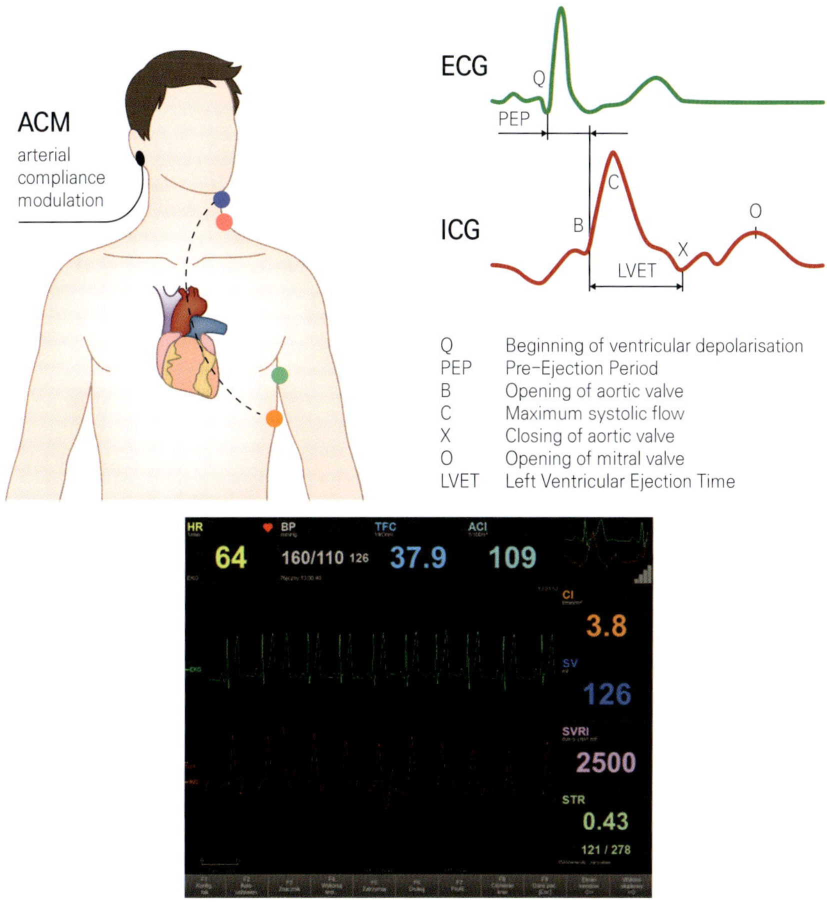

그림 8 바이오임피던스법으로 CO 측정하기 위한 센서부착방법과 모니터 디스플레이

바이오리액턴스도 유사하다.

5) 바이오리액턴스(Bioreactance®)법

노이즈에 민감한 바이오임피던스의 단점을 보완하고자 개발된 방법으로, 흉부를 통과하는 교류 전류의 전압 위상 변화를 정확히 측정한다. 심장박동 동안 발생하는 흉부 내 혈액량 변화가 전류와 측정된 전압 신호 사이의 위상 차이에 즉각적인 변화를 일으키며, 이는 일회박출량(stroke volume)과 정량적으로 연관되어 심박출량(cardiac output) 측정에 적용된다. 수동 하지 거상(passive leg raising) 검사 중 심박출량의 변화 추적이 가능하다.

[측정가능지표]

CO/CI, TPR (total peripheral resistance), SV/SVI, LVET, PEP

[소요장비]

전극, 측정 모니터

[측정방법]

흉부에 4개의 스티커형 전극을 부착하고 표본미세전류를 방출한 후 모니터에 나타난 심박출량 수치를 확인한다.

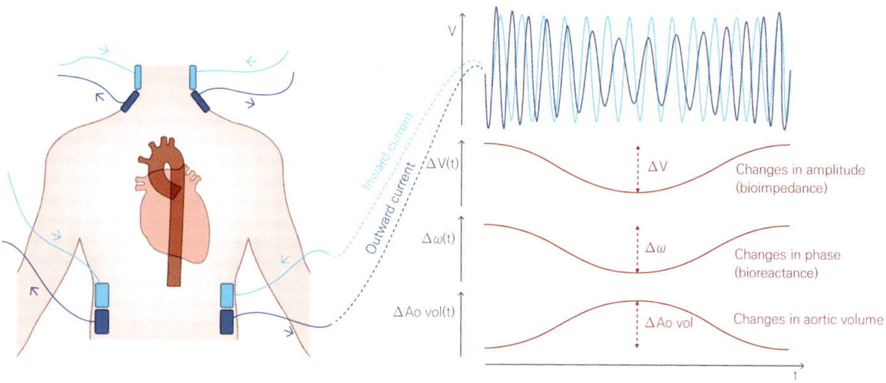

그림 9 바이오리액턴스와 바이오임피던스법으로 CO 측정하기 위한 리드부착방법과 원리

침습도	작동 방식	국내 사용 가능 기기
비침습적 (Non-invasive)	볼륨 클램프 방식 및 생리적 보정법 (Volume clamp and physiocal method)	ClearSight (Edwards Lifesciences, Irvine CA) LiDCO Continuous Noninvasive Arterial Pressure (Masimo, Irvine, CA)
	맥파 전송시간 이용법 (Pulse wave transit time)	Bedside monitor life scope TR esCCO dispo kit A (Nihon Kohden, Tokyo, Japan)
	이산화탄소 부분 재호흡법 (Partial carbon dioxide rebreathing)	삽관상태 환자감시장치 (NM3 Model 7900) 심박출량센서 (NICO sensor)
	바이오임피던스 (Thoracic bioimpedance)	ICON (Osypka cardiotronic, Berlin, Germany) Physioflow (Manatec Biomedical, Poissy, France)
	바이오리액턴스 (Thoracic bioreactance)	Starling (Baxter, Deerfield, IL)
최소 침습적 (Minimally invasive)	식도 도플러 (Esophageal Doppler)	CardioQ-ODM (Deltex Medical, Chichester, UK)
	맥파 분석 (Pulse-wave analysis)	FloTrac (Edwards Lifesciences, Irvine CA)
침습적(Invasive)	열희석법보정 후 동맥압에 기초한 심기능 측정(Transpulmonary thermodilution combined with pulse wave analysis)	VOLUMEVIEW SET (Edwards Lifesciences LLC.) PICCO SET (Pulsion medical system SE.)
	우심도자술(Right heart cathetererization)	Swan-Ganz pulmonary artery 카테터

측정가능한 지표	장점	제한점	필요 장비
CO, SV, SVV, PP, PPV (pulse pressure variation), MAP	빠른 반응 시간, 지속적인 심박출량(CO) 추정	말초 혈관수축 시 정확도 저하	손가락 커프, 심장 기준 센서, 압력 컨트롤러
esCCO (estimated continuous cardiac output), esSV, esCCI (estimated continuous cardiac index), esSVI	일반 ICU 장비와 호환됨	부정맥, 혈관 긴장도 변화에 민감	ECG, 산소포화도, 비침습 혈압
SV, CO, CI, PCBF (pulmonary capillary blood flow)	기계 환기 중인 환자에서 사용하며 사용이 간편	1회 측정에 약 2-3분이 소요되어 급격한 혈역학적 변화를 실시간으로 반영하기 어려움	심박출량센서
HR, SV/SI, CO/CI, velocity index, acceleration index, Heather index, PEP (pre-ejection period), LVET (left ventricular ejection time), systolic time ratio, corrected flow time, TFC (thoracic fluid content), SVR	의식 유무와 관계없이 사용 가능	정확도 낮고 전기 간섭에 민감. ECMO 환자에는 적용 불가	흉부 부착 전극
CO/CI, TPR (total peripheral resistance), SV/SVI, LVET, PEP	의식 유무와 관계없이 사용 가능	정확도 낮고 전기 간섭에 민감. ECMO 환자에는 적용 불가	흉부 부착 전극
SV, CO	동맥이나 중심정맥 카테터 불필요	의식 있는 환자에게 적용 어려움	식도 내 삽입 도플러 프로브
CO, CI, SV, SVI, SVV (stroke volume variation), PPV, SVR, MAP	외부 보정 불필요, 동적 지표 제공	저심박출량, 고혈관 저항 시 정확도 낮음	요골 동맥 라인 (A-line)
열용적(thermal volume) intrathoracic thermal volume (ITTV), pulmonary thermal volume (PTV), intrathoracic blood volume (ITBV), GEDVI (global end-diastolic volume index), ELWI (extravascular lung water index)	CO 측정 외 부피 기반 지표 제공 (GEDV 등)	저체온, 폐부종, ECMO에서 부정확	중심동맥 + 중심정맥 라인
CVP, RVP, PAP, PCWP, CO/CI, SvO_2, SVR, PVR, LVSWI (left ventricular stroke work index), RVSWI (right ventricular stroke work index), SEV/SEVI (stroke energy volume/stroke energy volume index)	심박출량, 정맥 산소포화도	경험 부족 시 waveform 해석 오류 가능	폐동맥 도관

Reference

1. 한국보건의료연구원. 맥파전송시간을 이용한 비침습적 심박출량 감시법. 2020.
2. 한국보건의료연구원. 볼륨 클램프 방식 및 생리적 보정에 기초한 비침습적 혈압, 심박출량 감시법. 2017.
3. 한국보건의료연구원. 의료기술재평가보고서 2023 열희석법보정 후 동맥압에 기초한 심기능측정. 2023.
4. 한국보건의료연구원. 이산화탄소 부분 재호흡법에 의한 비침습적 심박출량 감시법. 2017.
5. Couture EJ, Laferriere-Langlois P, Denault A. New Developments in Continuous Hemodynamic Monitoring of the Critically Ill Patient. Can J Cardiol 2023;39(4):432-43.
6. Crawford TC, Leary PJ, Fraser CD 3rd, et al. Impact of the New Pulmonary Hypertension Definition on Heart Transplant Outcomes: Expanding the Hemodynamic Risk Profile. Chest 2020;157(1):151-61.
7. Pavot A, Teboul J, Monnet X. Bioimpedance and Bioreactance. Springer, Cham; 2021.

찾아보기(index)

한글

영문

M

O

P

Q

R

S

T

V

우심도자술 진료지침서

Right Heart Catheterization Practice Manual

2025년 9월 1일 인쇄
2025년 9월 10일 발행

지은이 | **대한심부전학회 우심도자술 진료지침 편찬위원회**

임프린트 | 도서출판 대한의학
발행인 | 신은주
책임편집 | 서선영, 송윤석
표지 디자인 | 김지훈 (한림대학교강남성심병원)
출판등록 | 2003년 9월 27일 제 25100-2014-000011호
발행처 | ㈜에스앤씨퍼블리싱
주소 | 서울특별시 구로구 디지털로 288 대륭포스트타워1차 1209호
전화 | (02)921-0653
e-mail | medbook2000@daum.net
홈페이지 | www.dhmbook.co.kr
www.medbook.co.kr

정가 | 35,000원
ISBN | 979-11-5590-320-9 93510